临床药事管理

白春艳　编著

郑州大学出版社

图书在版编目(CIP)数据

临床药事管理 / 白春艳编著. — 郑州 : 郑州大学出版社, 2022.1
(2024.6 重印)
ISBN 978-7-5645-8312-5

Ⅰ. ①临… Ⅱ. ①白… Ⅲ. ①药政管理 Ⅳ. ①R951

中国版本图书馆 CIP 数据核字(2021)第 225764 号

临床药事管理

LINCHUANG YAOSHI GUANLI

策划编辑	李龙传	封面设计	曾耀东
责任编辑	陈文静	版式设计	苏永生
责任校对	董 珊 杨 鹏	责任监制	李瑞卿

出版发行	郑州大学出版社有限公司	地 址	郑州市大学路 40 号(450052)
出 版 人	孙保营	网 址	http://www.zzup.cn
经 销	全国新华书店	发行电话	0371-66966070
印 刷	廊坊市印艺阁数字科技有限公司		
开 本	710 mm×1 010 mm 1 / 16		
印 张	9	字 数	154 千字
版 次	2022 年 1 月第 1 版	印 次	2024 年 6 月第 2 次印刷

书 号	ISBN 978-7-5645-8312-5	定 价	49.00 元

前　言

临床药事管理是一门实用性很强的综合性学科，它涉及临床各个科室和每位患者。药物是人们用来治疗疾病的一种工具。药物与人体之间可相互影响，药物对人体的作用和人体对药物的反应均有着明显的个体差异。因此，对症用药是每位临床医师随时面临和需要不断研究的课题。

全书共分为4章，分别为药学服务的内容、常见疾病调脂治疗的药学监护、吸入制剂特殊人群的药学监护和抗菌药物的合理应用与药学监护。

本书主要介绍了临床合理用药和药学服务，以强化理论在实际中的应用为主，体现思想性、科学性、先进性、启发性，突出实用性和针对性。重点介绍了直接的、负责任的、与药物选用有关的知识，以期提高药物治疗的安全性、有效性和经济性，实现改善和提高人类生命质量的理想目标。

本书涵盖范围广泛、内容充实、条理清晰，适合医院各级医务人员、各级各类药学专业人员使用。

但由于编者知识、水平和能力的欠缺，本书在很多方面还不尽如人意，恳请各位同仁及使用本书的老师、学生多提宝贵意见和建议，使之不断完善。

目　录

第一章　药学服务的内容

药学服务是药学从业人员利用药学专业知识向公众提供直接的、负责任的、与药物治疗全过程相关的技术服务，主要内容包括向医务人员、患者、患者家属及其他关心用药的群体提供药物选择、药物使用、药物安全性等方面的信息和指导。目的是帮助患者提高药物治疗的安全性、有效性、经济性和依从性，最终达到改善和提高人类生活质量的目的。简而言之，是为患者利用药物治疗提供直接的、负责的服务，以实现提升和改善患者生活质量的理想目标。

药学服务体现的是药学从业人员群体对患者群体的责任和关怀，具有较强的社会属性。实施药学服务的药学从业人员主体是药师。药师是社会中一个特殊的职业群体，其职责是为患者提供质量合格的药品，指导其合理用药，开展药学监护，收集药品不良反应信息，并依据所掌握的药学知识和信息为广大患者提供药学服务。

第一节　药学服务的专业技术人员

药学专业工作可分为三大领域：服务患者的药学实践领域，包括药品的调剂、储存、用药监护、患者教育、与医疗团队相互协作等；制药科学工作领域，核心是新药研发和药品生产制造等；药事管理及市场营销领域，核心是药事法规、政策制定、市场营销等。药师指具有药学专业学历、具有药学专业知识并从事药学专业工作的技术人员。因此，广义概念的药师包括了在社区、医院、制药工业、药学教育、科研或管理等部门工作的药学人员，其角色功能覆盖了生产、流通、实践和管理等多个领域，不同领域的工作内容差异很大,知识结构和技能要求的差异也很大。以下述及的药师是为患者提供药学服务的药学人员,其药学实践包括药品的调剂、储存、用药监护、患者教育、与医疗团队相互协作等。

药学专业的学生毕业后,只有接受住院药师规范化培训并通过考核才能成为一名合格的药师。药师按专业分有中药师、西药师;按工作性质和服务区域划分,药师可分为住院药师、临床药师和社区药师。药师的职称,可按药师(初级)、主管药师(中级)、副主任药师(副高)、主任药师(正高)逐步晋升。执业药师属于药学技术人员的一部分,是经全国统一考试合格,取得《执业药师资格证书》并经注册登记取得执业药师注册证,在药品生产、经营、使用单位中执业的药学技术人员,执业药师是从业资格。国家规定零售药店必须配备驻店药师,在一些大中型城市要求社会药店的驻店药师必须具有执业药师资格。

一、住院药师

住院药师特指具有高等院校全日制药学专业本科及以上学历者毕业后进入医院药学部门,接受医院药学专业的规范化培训的药师统称。住院药师的前身称为医院药师,相关学历、专业的要求较低,入职带教也不统一,人员素质差异显著。随着医院药学服务模式已经逐步转变为"直接向患者提供药学服务",而高校教育中相关技能培训尚不能满足入职后的需求。因此,在真实的医疗环境中对药师的实践能力进行培训尤为重要。住院药师规范化培训是连接毕业前专业教育和毕业后实践性技能培训的桥梁,能够帮助受训者顺利完成入职教育,达到从事医院药师和通科临床药师岗位工作的基本要求。

早在 1962 年,美国卫生系统药师协会(ASHP)制定了住院药师的认证标准及认证程序,目前的认证标准是 2005 年调整更新版。其住院药师培训计划分为毕业后第一年(PGY1)和毕业后第二年(PGY2)2 个阶段,后者更为注重专业训练。2006 年,美国临床药学学会(ACCP)提出,到 2020 年,所有参与直接患者服务的药师在进行临床药学实践之前都必须完成住院药师培训。

国内的住院药师规范化培训最早由北京地区开始,是与住院医师规范化培训同步开展并不断完善的。2001 年制定并颁布《北京市医院药师规范化培训细则》,2006 年首批认证了 14 家三级甲等综合性医院的药剂科为北京地区住院药师规范化培训基地,到 2012 年增加至 17 家。通过住院药师规范化培训后的药师,经过门诊药房、病房药房、急诊药房、药库、药检室和临床药学室等部门师资的对口带教和实践,具备了从事医院药学服务所必需的基本理论、基本知识和基本技能;其基本技能既涵盖了医院药师的审方、调配、发药、药物咨询、药品不良反应报告和药品质量管理等技能,也包括通科临床药师的查房、会诊、病例讨论、患者教育、药学信息和药历书写技能及良好的职业道德和人际沟通能力,不仅能独立承担医院药剂科常规工作,也具备有一定的教学和临床科研能力。

二、临床药师

临床药师通常指在临床各科室为患者提供全方位药物治疗管理、用药监护的药师,更具体的描述则是指接受过系统高等临床药学专业教育,具有扎实的现代临床药学专业理论知识与技能,通过规范化培训,并经考核合格,具备医学及与医学、临床医学相关专业的基础知识和技能、医疗文书知识和技能,能够参与临床药物治疗方案的设计和实践、研究和实施合理用药,并承担医疗机构临床药学技术工作的专业人员。

临床药师参与治疗对推进合理用药、减少药品不良反应和卫生资源的浪费有着不容忽视的作用。但是,目前国内临床药师的工作开展情况在不同医疗机构有所不同。二级及以上医疗机构具备临床药师人数和能力优势,工作开展得相对较好,不再局限于药品不良反应监测、处方审核、药物咨询等,在临床药物治疗方案的制订和会诊等工作中的作用也逐渐显现。

我国临床药师培训为在职岗位培训,采用全脱产培训的方式,在国家临床药师培训基地进行分专业带教。培训目标是使其掌握专科基本知识及临床药学实践技能,具有参与临床药物治疗的基本能力,能够独立开展工作。由于临床药师培训目标与培训模式的特殊性,其培训内容及培训场所涉及的医院科室较多,既有药学部门的相应科室,也涉及医院其他医技科室,特别是更多的实践培训内容需在相关临床科室完成,因此,整合协调各相关部门科室资源对于保障培训质量至关重要。

临床药师培训模式以临床药学实践为主,理论教学为辅,临床医师和具备师资资格的临床药师组成的联合带教组,每个带教组培训 2 ~ 3 名学员。

培训周期为1年(通科专业为半年),全年培训实际学习累计不得少于49周,临床实践时间不得少于160个工作日,理论学习时间不得少于190学时。期间要求学员完成教学药历、病例分析、用药教育及病例讨论、文献阅读报告等培训指标。

三、社区药师

社区药师主要是指工作在社会药店的药师和在社区卫生服务中心(站),运用药学专业知识为社区居民提供负责任的、与药物治疗相关服务的药师,也称社会药师。随着近年来医联体模式的推广,部分二级和三级医院的药师也开始参与社区药学服务的工作。按照规定,社会药店必须配备有驻店药师,一些大中型城市要求驻店药师应具有执业药师资格。所以社区药师可以是住院药师、临床药师,也可以是执业药师。

1994年和1995年,我国先后颁布了《执业药师资格制度暂行规定》和《执业中药师资格制度暂行规定》,明确了执业药师的职责;1999年修订文件将中、西执业药师统一为执业药师。2012年对零售药店执业药师配备做出了硬性规定,但因缺口太大、短期内难以实现,2016年国家食品药品监督管理总局延长了实施有效期。执业药师资格制度至今已建立23年,其间经过不断探索形成了执业药师资格制度的管理体系,形成了注册登记、继续教育的系列规范性文件。社区药店的驻店药师,未来的长远目标应该是具有执业药师资格。

不同于医疗机构内的药学服务,开展社区药学服务工作的重点对象是社区老年人中的慢性疾病人群,因其具有人数众多、多病多药,导致医疗开支占比大的特点,开展药学服务有助于显著提高治疗效果,降低用药风险,减少医疗成本。近年来国内逐渐实施的药物治疗管理(MTM),就是从美国借鉴的一种比较成熟的社区药学服务工作模式。

第二节　临床药师药学监护

一、处方医嘱审核

临床药师应对所在病区患者的处方及用药医嘱进行适宜性审核，发现临床用药中拟优化医嘱，应及时与临床沟通，降低用药风险，优化治疗方案。审核时临床药师应依据医药学基础和专业知识、药品说明书、权威性的医药学专著、指南、专家共识等，对处方及用药医嘱进行审核，以确保审核的准确与科学。

处方医嘱审核的注意事项：①实时审核所在病区医嘱，临床药师对所在病区的每日开具医嘱进行实时审核。②审核医嘱前应充分了解患者病情。临床药师审核医嘱前应依托药师工作站，查看病区患者的相关医疗文书，全面了解患者的病情变化、检查检验结果等资料，准确、科学地开展医嘱审核。③及时与医护人员沟通审核中存在的药物治疗问题。临床药师在审核中发现不合理用药医嘱时，应及时告之医师，并基于患者个体情况及文献进展为医师提供用药调整建议。④及时记录审核结果。临床药师审核结束后应填写处方医嘱审核登记表（表1-1），对问题医嘱内容进行简要描述，并登记医师对用药建议的采纳情况。⑤文档留存。临床药师应定期对处方医嘱审核登记文档进行整理，并提交科室集中留档备查。

表1-1　临床药师处方医嘱审核登记

病区	审核时间	临床药师
患者姓名	性别	年龄
ID号	床号	问题医嘱数
问题医嘱及临床相关信息		
用药建议		
采纳情况		

查房是临床药师的重要工作内容，其目的在于全面了解患者病情，掌握患者疾病诊治的全过程，与医护人员相互交流对患者诊断与治疗上的看法，提供药学服务。临床药师通过查房应掌握患者的疾病情况、诊疗计划、用药医嘱、治疗效果、药物浓度监测的变化、药品不良反应及用药费用等情况，对患者进行用药教育，提高患者对治疗药物的知晓度和用药依从性，并就用药相关的问题与医护人员讨论，保障患者用药安全、经济、有效。

临床药师查房分为两种：一种为医疗查房，以临床医师为主导，临床药师为辅，在查房中，临床药师应了解患者的疾病、治疗方案等，应与医疗团队共同参与患者的治疗方案讨论；另一种为药学查房，即临床药师为主导，针对某些特殊需求（患者的既往用药史、详细的药物食物过敏史，评估患者的服药方法是否正确，识别和处置药品不良事件或进行教学查房等）单独开展药学查房。

（一）医疗查房

1. 查房前准备：临床药师应提前获取并熟悉患者的基本情况，特别是基础疾病、既往用药史、药物食物过敏史、药物治疗方案、主要的检验检查结果、疾病进展等情况。对于有疑问的内容尤其是用药医嘱，查阅相关资料并做好记录。

2. 临床药师参加医疗查房时，应认真倾听医师对患者的问诊及患者主诉，同时仔细观察医师查体情况，做好查房记录。

3. 临床药师查房期间遇到有疑惑或听不懂的问题，如医学概念、术语及新进展等，要及时咨询医师或查阅相关资料。

4. 基于查房情况，对药物治疗方案进行综合评估，包括药物使用的适应证是否正确、是否存在禁忌证和（或）配伍禁忌、药物相互作用、用法用量是否适宜等。如发现存在潜在的用药问题或更优化的用药建议应及时与医师沟通，并做好记录。

5. 对于特殊人群，如肝肾功能不全患者、老年、儿童、孕产妇等，应注意用药品种选择及剂量调整。

6. 对于安全风险高和（或）所致后果严重的药品，在查房中要及时提醒主管医师复查相关指标。查房中注意及时识别和判定疑似的药品不良反应，视严重程度建议医师予以观察、减量、停药及对症处理。

7. 查房后，应及时回答医师或患者提出的用药问题；暂时不能回答的，应查阅资料后及时反馈。

8. 记录查房过程中有病情变化和用药医嘱变化的患者，以备药学查房时使用。

（二）药学查房

药学查房时，临床药师应着装整洁，佩戴胸卡，言行举止得体。查房期间应注意与患者的沟通技巧和语言艺术，与患者交流应有条理性、专业性，符合医疗规范，避免引发不必要的医患矛盾。

1. 药学查房前，临床药师应先行了解拟进行药学查房的患者病历资料，特别是患者的用药情况，为有针对性地解决用药问题进行资料准备。

2. 药学查房时需要有明确的开始语和结束语。查房前先进行自我介绍，让患者知道交谈的对象及目的，以方便和患者沟通。查房结束时需要有合适的结束语。

3. 药学查房期间，结合医疗查房内容与药学问诊情况，掌握患者的症状、体征、实验室检查检验指标，从而评估药物治疗效果。

4. 查房期间，临床药师应结合患者的不同情况，适时向患者进行用药教育。如所用药品的药理作用及适应证、特殊制剂的使用方法、药品储存条件等。

5. 查房结束后，临床药师应简要记录查房情况，主要包括患者基本信息、发现的用药问题及尚需与医师沟通并继续关注的问题等。

二、药学问诊

问诊是临床药师的一项基本技能，规范化的问诊有利于临床药师参与药物治疗，指导患者正确用药。问诊水平的高低，既体现临床药师的理论水平，又反映其沟通交流技巧，同时也显现出其人文素养。

（一）药学问诊与临床问诊的区别

药学问诊的内容与临床问诊相似，但仍有差别。药学问诊主要面对的患者是新入院的患者及在住院过程中存在可疑药品不良反应、用药依从性不佳等问题需要进行药学服务的患者。药学问诊一般是滞后于医师首次问诊并在其基础上进行的，作为临床药师，需要更加关注患者的既往病史、用药史、过敏史及与现病史有关的用药情况，特别是药物的给药剂量、服药方法、给药次数、用药时间及用药后的临床疗效和药品不良反应等，都需进行详细的询问和记录。

（二）药学问诊的流程

1. 药学问诊前的准备　问诊前临床药师应查阅病历，了解患者的病史资料，评估患者的文化教育背景、疾病严重状况等，针对不同的患者而选择不同的问诊对象，如患者病情允许，可直接询问患者；危重患者则应询问其家属或陪护。重点关注患者既往及目前的药物使用情况，做到心中有数，必要时可准备个体化的问诊提纲。

2. 自我介绍　药师首先应进行恰当的自我介绍，以便患者了解药师的职责、问诊意图，从而积极配合药师问诊。

3. 药学问诊的主要内容　药学问诊要贯穿患者的整个诊疗过程，针对刚入院患者、诊治过程中的患者和拟出院患者问诊侧重的内容有所不同。

（1）刚入院患者：药师对刚入院患者信息的采集应包括患者的一般资料（包括姓名、年龄、职业等）、主诉、现病史、既往史、个人史、家族史等，重点关注其既往用药史、药物食物过敏史、药品不良反应处置史等，初步判断患者对疾病和药物的认知程度、性格特质、用药依从性等。如患者存在药物过敏史，应问明具体过敏药物，过敏的具体症状、体征、转归等。如患者既往发生药品不良反应，则应详细询问并记录导致药品不良反应的药物名称，当时的给药剂量、给药途径，是否联合用药，发生的时间，具体临床表现及持续时间，是否停药，减量或对症治疗等处置措施，以便为合理选择治疗药物提供参考。

（2）诊治过程中的患者：该类患者的个人基本信息、疾病诊断、主要治疗药物等药师已掌握，此时应重点询问患者使用治疗药物后其症状、体征的改善情况，是否有新发症状，从而合理解释和判断药物与临床疗效之间的关系，协助医师优化药物治疗方案，及时预防、发现、处置药物相关不良反应。

（3）拟出院患者：药师对该类患者的住院治疗已进行了全程药学监护，此时应在综合分析其药学监护重点、治疗药物特点的基础上，再次询问患者对自身疾病、服用药物的知晓情况，评估其用药依从性，进行个体化用药教育。

4. 药学问诊的注意事项

（1）注重仪表，有礼有节，认真聆听与回应，避免使用过于专业的医学术语。

(2)系统提问,重点询问药物使用情况,切忌毫无目的的随意发问。

(3)尊重患者隐私,规避医患矛盾。

三、治疗药物监测工作

研究表明,同一药物、同一剂量及相同的给药途径,由于个体差异和其他一些因素,结果在作用部位即受体反应部位的药物浓度可以有明显差别。如何根据每个患者的具体情况,制订有效而安全的个体化药物治疗方案,长期以来一直是困扰临床医师的一个难题。治疗药物监测是临床药学服务的重要内容之一,改变了按常规剂量用药的传统方法,基于血药浓度监测结果来调整给药剂量,达到提高药物治疗效果和减少药品不良反应的目的,是协助医师为患者制订个体化给药方案的有力工具。

1. 治疗药物监测中临床药师的工作职责

(1)严格把握治疗药物监测指征,避免不必要的血药浓度测定。患者接受监测品种的药物治疗时,是否需要监测血药浓度,应根据临床具体情况判断。药师应协助临床,避免不必要的治疗药物监测申请。

(2)快速提供准确的血药浓度测定结果。测定结果除准确外,结果报告速度应该尽可能快捷。

(3)直接面对临床开展治疗药物监测工作。治疗药物监测与给药方案优化涉及多学科的综合知识,包括药代动力学、药效动力学、毒理学等。仅向临床报告测定结果和有效浓度范围是不够的,更重要的是根据患者的血药浓度结果,应用药代动力学原理和药代动力学参数进行数据分析和结果分析,并结合临床表现,协助临床科学、合理地制订个体化给药方案。

2. 治疗药物监测中临床药师的工作流程

(1)了解患者接受的药物治疗方案。

(2)掌握监测药物治疗效果、中毒表现与血药浓度之间的关系。

(3)评价患者有无血药浓度监测的指征。

(4)评估哪些因素可能影响患者所服药物的药代动力学和药效动力学。

(5)确认患者的具体给药剂量和给药途径。

(6)确认患者的给药时间,向医师提供初步用药建议,并做出相关解释。

(7)确认取样时间,以便临床及时送检样本。

(8)评估可能干扰血药浓度测定结果准确性的因素。

(9)获得血药浓度结果后,运用药代动力学、药效动力学等知识,结合药物实际作用、患者临床表现,分析解释血药浓度。

(10)基于血药浓度结果,向医师提供优化给药方案的建议。

(11)列出观察、评估治疗效果的指标,告知医师再次测定血药浓度的时机。

四、参加会诊

(一)药学会诊的必要性

会诊是医院常规诊疗活动之一,2011 年颁布的《医疗机构药事管理规定》规定参加会诊是药师工作职责之一;2012 年颁布的《抗菌药物临床应用管理办法》要求具有高级专业技术职务任职资格的药师或具有高级专业技术职务任职资格的抗菌药物专业临床药师参与特殊使用级抗菌药物的会诊工作;上述法规文件为临床药师开展药学会诊提供了有力的制度支撑,使得药学会诊逐渐成为临床药师日常核心工作之一。参与临床会诊已成为临床药师深入临床、开展药学服务的重要切入点,也是临床药师直接体现其职业价值的方式之一。

为规范会诊行为,2005 年的《医师外出会诊管理暂行规定》对会诊的定义、程序、规范、罚则等做出了明确要求,同时对发生医疗事故后的处理也做出了规定。但是,该规定只限于医师院外会诊,对医疗机构科内会诊、科间会诊、急诊会诊、全院会诊造成患者损害的情况缺少法律规定,提示临床药师在会诊工作中,应严格按照诊疗流程和相关规定,多角度全方位评估患者,认真完成会诊任务,尽量降低潜在的医疗风险。

(二)临床药师会诊工作流程

1. 基于会诊需求,选派临床药师　科室在接受会诊申请时,需简要了解会诊需求,从会诊专业需求出发,结合不同临床药师的专业特点,安排临床药师参加会诊。

2. 会诊前充分了解病情　临床药师会诊前应依托医院信息系统或通过查阅纸质病历,了解患者的病情变化、药疗医嘱、检查检验结果等资料,必要时可通过检索文献及临床药师组内交流等方式为制订初步的会诊意见提供技术支持。

3. 提出会诊意见　临床药师参加会诊期间，应仔细听取医护人员介绍患者病情和会诊申请需求，认真查看患者并询问患者或其家属。在充分领会临床会诊需求的基础上，结合患者实际情况，客观全面地提出会诊意见；防止因未全面考察患者情况或对问题理解欠缺而对临床治疗产生误导。

4. 及时记录　临床药师会诊结束后应及时填写临床药师会诊登记或在临床药师工作日志上予以记录，包括患者基本信息和会诊意见；对重点病例可在临床药师组内交流学习（表1-2）。

5. 追踪随访　不论会诊意见是否被临床医师采纳，临床药师都应继续对会诊患者的诊疗过程进行追踪随访，如发现会诊意见需要修改，应及时与相关医师联系讨论，避免造成不良后果。

表1-2　临床药师会诊登记

会诊类型：　□全院会诊	□药学会诊	□其他：
会诊时间：	临床药师：	病区：
患者姓名：	性别：	年龄：
住院号：	床号：	入院时间：
药物食物过敏史：		
目前诊断：		
主要医疗或药学问题：		
药学会诊意见：		
遗留问题及解决方式/随访情况：		

五、书写药历

药历是临床药师在临床药学实践中形成的对患者药物治疗过程的全面、客观的记录和评价，包括对患者进行的与医疗有关的教育和指导及药师对药物治疗过程的干预，是为患者提供个体化药物治疗的重要依据和必备资料。

（一）药历的分类和格式

按照使用目的和对象不同，药历可以分为工作药历和教学药历。工作药历为临床药师日常工作使用，是针对有一定临床经验的药师设计的；教学药历是为实习期间、毕业后规范化临床药学培训阶段的学生设计的。其格式类似于医师书写的大病历，较工作药历书写内容全面、细致，各种项目内容相对固定，主要包括患者的基本情况、现病史、用药史、药物食物过敏史、药品不良反应处置史、临床诊断、初始治疗方案分析、药学监护计划、药物治疗日志、药物治疗总结等。

目前药历的形式、内容不一，格式繁多，《美国卫生系统药师协会实践指南汇编》（2010 年版）推荐标准格式为 SOAP 模式，是美国临床药师常用的记录方式。SOAP 文件主要包括 4 个部分内容：主观性资料、客观性资料、评估和计划。另外，其他文件格式，如 FARM，发现的问题、评估、建议、处理；TITRS，标题、引言、正文、建议、签名等也比较常用。SOAP 是一种记录涉及药师干预内容的格式，FARM 则强调对药物治疗的监测，TITRS 则是一种突出药物治疗评估内容的格式。

（二）教学药历书写的基本内容

教学药历包括药历首页、入院记录、病程记录和药物治疗总结 4 个部分。

1. 药历首页　主要包括以下几个方面。

（1）建立药历的日期、药师及科别。

（2）一般项目：患者姓名、年龄、性别、住院号、入院时间、出院时间。

（3）工作单位、地址、电话等联系方式。

（4）身高、体重、血型、体表面积。

（5）不良嗜好（烟、酒、药物依赖）。

2. 入院记录　包括主诉、现病史、既往史、既往用药史、家族史、伴发疾病与用药情况、过敏史、药品不良反应处置史、入院诊断和出院诊断等。

3. 病程记录　包括本次入院时主要的治疗药物与治疗方案分析、药学监护计划及入院后的药物治疗日志内容，本部分为药历书写的重点和难点，也是培养药师临床药学思维的重要方式。

（1）初始治疗方案分析：在患者开始药物治疗时书写，临床药师应在掌握患者病情基础上，结合患者特点、相关诊疗规范、指南等对药物治疗方案进行系统分析。

(2)初始药学监护计划:针对患者的治疗过程和药物治疗方案设计药学监护计划,旨在发现并解决潜在或实际发生的用药问题。主要包括临床药物的治疗效果、治疗过程中的药品不良反应、执行过程中应注意的问题,如护士医嘱执行情况及患者用药情况并进行适当的干预。药学监护计划应明确监护对象,针对完整的患者个体进行监护,不可只针对具体药品;找准药学监护点,制订切实可行的监测指标并按时间点实施,记录结果,并在药物治疗日志中前后呼应。

(3)药物治疗日志:指患者住院期间病情变化与用药变更的情况记录,包括治疗过程中出现的新的疾病诊断、治疗方案、会诊情况,药师对变更后的药物治疗方案的评价分析意见与药学监护计划及药师对药学监护计划的执行情况与结果。药物治疗日志一般每 3 d 书写 1 次,危重患者随时书写记录,每次记录应有学员签名,并注明记录时间。

4. 药物治疗总结　药物治疗总结与住院病历中的出院记录类似,位于药历的最后部分,但与病历的出院记录侧重点有所不同。住院病历的出院记录侧重于记录对疾病的诊疗过程,而教学药历的药物治疗总结主要侧重于药物治疗过程的总结与治疗得失、药师的工作总结、出院带药、用药教育及随访计划等。

第三节　药物治疗管理

药物治疗管理(MTM)是相对较新的概念。2006 年,美国联邦政府在老人医疗保险中推行一项新的药品福利计划(D 项计划),作为该项药品福利计划的一项配套措施,要求医疗保险提供 MTM 服务,以帮助患者管理那些可以报销的福利药品。MTM 服务是需要具备监护标准的专业活动,以确保药师逐个评估每位患者使用的药物(处方药、非处方药、替代药物、传统植物药、维生素或营养补充剂),来确认每种药物是否适用于病情,是否有效并达到治疗目标,存在合并症及患者正在服用其他药物的情况下是否安全,患者是否有能力并愿意按医嘱服药。

一、药物治疗评估

患者药物治疗评估的主要目的是确定患者药物相关需求的实际情况。为了完成评估任务，临床药师需要收集、分析、研究并解释有关患者个人、患者的病情和药物治疗的信息。评估效果直接影响患者监护流程的各个环节，甚至影响双方的沟通交流、信息的准确性、临床的决策、伦理判断、患者依从性、患者满意度、临床药师满意度和临床结局。

药物治疗决策的个体化、条理化和系统化体现了临床药师对患者监护的专业价值。临床药师对患者的独特价值正是确认、解决和预防药物治疗问题，因为这些药物治疗问题干扰了患者达成治疗目标。为了给患者健康带来积极影响，掌握确认、解决和预防药物治疗问题的假设与演绎的推理技能和知识至关重要。

（一）评估患者用药相关的需求

临床药师应从患者信息中评估其药物相关需求是否得到满足，即患者所使用的药品适应证是否合适，药品是否有效、安全，患者是否能够并愿意依从医嘱服用药物。评估患者用药需求的相关具体标准如下。

1. 基于所收集的患者相关信息评估其所用药物是否均有相关的适应证。

2. 评估患者是否需要联合使用其他药品，而目前并未给予服用（有未经治疗或干预的疾病）。

3. 患者正在使用的药物，是否能让病情获得最大的改善。

4. 所使用药品的剂量和用法，是否能确切达到治疗目标。

5. 是否存在任何药物引起的药品不良反应。

6. 药品的剂量是否存在过量，从而发生毒性反应。

7. 评估患者的用药依从性，是否均按时服药，以实现既定的治疗目标。

8. 评估患者药物治疗适应证的适宜性。

药学监护实践中，应评估每种药物的适应证，从而确定当前药物对患者病症是否恰当。药物的预期用途是判别药物治疗问题的起点，必须建立适应证、药品、给药方案和治疗结局之间的相互联系，对于患者的每种药物，均需评估存在的每一种病症是否需要药物治疗，用何种药物可以改善，需要服用的剂量如何等问题。此外，需要不断评估患者的问题是否由药物治疗引起,或者是否可以经由药物治疗予以解决或预防。如果患者所服用的药物没有临床上适宜的适应证,或需要增加药物来治疗或预防病症,则可认为发现了一个药物治疗问题。

(二)确定药物治疗方案的有效性

如果患者所用的每种药物都有相应的适应证,且患者的每个疾病都在使用药物治疗或预防,则临床药师可开始评估患者用药的有效性。药物治疗效果的两个主要决定性因素分别为有效性和安全性,可通过判断患者的有效性和安全性来评估药物治疗结果。有效性取决于评估患者对治疗每个适应证的预期目标的反应,为了评估有效性,必须明确治疗目标,治疗目标主要包括患者的症状和体征、疾病相关的异常检查检验指标等。通过比较预期目标与患者当前实际状况,可以判断药物治疗是否有效。如果患者的药物治疗无效或未达到治疗目标,则患者就存在药物治疗问题。

(三)确定药物治疗方案的安全性

药物治疗可以导致患者出现药物不良事件,因此药物治疗评估中,临床药师应该优先评估,患者的临床表现是否是由正在服用的药物引起。患者药物治疗的安全性是评估患者出现的非预期反应是否与药物品种或剂量有关,主要是基于临床指标(症状和体征)或化验结果,确定是否与药物治疗的不良反应有关。临床药师一旦判定药物或给药剂量是不安全的,就提示着患者存在药物治疗问题。如果根据临床判断,患者的药物治疗是有效和安全的,则应继续着手评估患者对给药方案的依从性。

(四)正确理解患者的依从性

药物依从性可分为完全依从、部分依从(超过或不足剂量用药,增加或减少用药次数等)和完全不依从 3 类。依从性不佳是指患者不能或不愿意按医嘱服用有效、安全的合适药物。患者依从性本质上是一种行为问题,其核心是沟通问题;影响药物依从性的因素众多,涉及患者、医务人员、社会、家庭等各方面,确认和解决依从性问题是临床药师的重要职责。

药物治疗评估的标准流程是临床药师应在评估患者依从性之前,做出适应证、有效性和安全性方面的临床判断。在药物治疗被认为临床适应证正确、药物治疗可能有效并可以实现治疗目标、药物治疗是安全的前提下,才会考虑评估患者是否存在不依从的问题。临床药师需要了解患者的用药体验,如患者的偏好、信念、期望和对药物治疗的顾虑等,并与患者之间建立良好的治疗关系,从而去积极地影响患者的决定,促进患者获得正向的用药体验,帮助患者达成良好的依从性。

(五)药物治疗问题的确认

在评估患者药物相关需求过程中,下述标准可用于确认药物治疗相关问题。

1. 通过收集患者信息及与患者面谈等途径,确认观察和发现的相关证据是否存在药物治疗问题。

2. 必要时,可联系患者、患者家属、看护者或其他医疗人员,确认患者的药物治疗问题。

3. 需明确描述药物治疗问题,清楚描述相关疾病与药物治疗之间的相互关系或造成问题的原因。

4. 将药物治疗问题按优先次序排好,以解决优先选出的问题。

5. 配合监护计划中拟定的治疗目标和期望的治疗结局,记录药物治疗问题。

(六)药物治疗问题的种类和常见原因

药物治疗问题的分类由明尼苏达大学药学监护彼得斯研究所在 1990 年首次定义、描述。前 2 种药物治疗问题与适应证相关,第 3 和第 4 种药物治疗问题与有效性相关,第 5 和第 6 种药物治疗问题与安全性相关,最后 1 种问题则考虑了患者的用药依从性。药物治疗问题种类和原因详见表 1–3。

表 1–3 药物治疗问题的种类和常见原因

药物治疗问题种类	药物治疗问题的原因
不必要的药物治疗	重复治疗:只需单药治疗,却在使用多种药物治疗 无适应证用药:目前尚无充分的临床用药指征,非药物治疗更合适,而不是药物治疗 使用成瘾性药物:如毒品滥用,酗酒或抽烟引起 治疗可避免的不良反应:正在服用药物治疗由另一类药物引起的可避免的不良反应

续表 1-3

药物治疗问题种类	药物治疗问题的原因
需要增加药物治疗	预防性治疗:需要给予预防性药物治疗,以减少产生新疾病的风险 存在未治疗的病症:一种疾病需要开始药物治疗 协同增效治疗:一种疾病需要增加药物治疗,以获得协同作用或加和作用
无效药物	需要更有效的药物:使用的药物不是治疗疾病最有效的药物,需要更换另一种药物 病情对药物耐受或抗药:病情对现有药物耐受,需要更换另一种药物 药物剂型不合适:需要更换成其他剂型 存在禁忌证:患者为该药物禁忌适用人群 药物不符合此适应证:药物对于治疗目前适应证不是有效药物
给药剂量过低	无效剂量:给药剂量过低,无法产生预期疗效 需要增加监测:需要临床检查或化验结果,以确定给药剂量是否过低 给药频率不合适:给药时间间隔过大,难于产生预期疗效 不正确的服用方法:给药途径或方法不适宜 药物相互作用:药物相互作用使患者体内活性药物浓度减少,导致治疗效果欠佳 药品储存不正确:药品储存方法不正确,导致药物失效 药物疗效不适宜:药物疗程过短,难于获得预期结果
药品不良反应	不良结果:药物引起的与剂量无关的不良反应 不安全的药物:由于患者存在风险因素,需要选择更为安全的药物 药物相互作用:药物相互作用引起的与剂量无关的不良反应 给药途径不正确:由给药途径不正确引起的不良反应 过敏反应:药物引起的过敏反应 药物加量/减量速度过快:因药物剂量调整速度过快导致的不良反应
给药剂量过高	剂量过高:给药剂量过高,导致毒性反应 需要增加监测:需要临床检查或化验结果,以确定给药剂量是否过高 给药频率过短:给药间隔对于患者过短,导致血药浓度过高 药物治疗的疗程过长:药物治疗的疗程对于患者太长 药物相互作用:药物相互作用使患者体内活性药物浓度过高,导致患者中毒

续表 1-3

药物治疗问题种类	药物治疗问题的原因
患者依从性	没有理解药品说明书:患者没有理解如何正确使用药品及其给药剂量 负担不起药品费用:患者无法负担医师推荐或处方的药品费用 患者不愿意服药:患者不愿意按照医嘱服用药物治疗 患者忘记服药:患者忘记服用足量的药品 药品无法获得:药品缺货,患者购买不到 无法吞咽/吞服给药:患者不能按医嘱吞咽/吞服给药

二、患者用药记录

提供药物治疗服务时,除收集并记录患者的个人信息外,应详细问询患者应用的所有药品:处方药、非处方药、中药和其他膳食补充剂,并记录每一种药品的名称、剂量、服药次数、服药的起始时间和停止时间及针对具体药物服药时的特殊说明等。此外,也要详细询问和了解患者的药物食物过敏史、药品不良反应处置史等情况。

用药记录清单可参考表 1-4,该表在可根据所在医疗机构和药师需求等因素,做适当调整。

表 1-4 患者用药记录

我的用药记录							
姓名:		出生日期:				联系电话:	
紧急时联系人及联络方式							
姓名:		关系:				联系电话:	
请随身携带用药记录,就诊时出示给医师、药师和其他医疗人员查看							
药物食物过敏史:							
药品不良反应处置史:							
药品	名称剂量	服用目的	何时服用	开始时间	停止时间	处方医师	备注

注:本表仅用于收集一般信息,不作为专业医疗咨询或治疗的依据;任何情况下,患者(或其他使用者)不可以依靠本表或相关信息作为服药的依据;本表可以根据患者情况做适当调整。

三、药物相关行动计划

药物相关行动计划的目的是与患者一起确定如何有效地使用药物治疗和预防自身的疾病，包括达成目标所有的必需工作，详见表1-5。其中，治疗目标是指与患者共同确定的通过药物治疗拟达到的预期临床治疗愿景；基于治疗目标制订行动计划，其中包括药物治疗干预措施和达成治疗目标的其他干预措施。

药物治疗干预措施包括启动新的药物治疗、终止药物治疗、增加或减少某种药物的给药剂量或更换药品；达成治疗目标的其他干预措施包括患者用药教育、用药依从性的管理、转诊给其他医疗人员等。药物相关行动计划的最后是与患者一起确认预约下次就诊时间，以便随访评估预期临床治疗效果的进展情况。

表1-5　药物相关行动计划

<table>
<tr><td colspan="4">患者姓名：</td></tr>
<tr><td colspan="4">经治医师（电话）：</td></tr>
<tr><td colspan="4">药房/药师（电话）：</td></tr>
<tr><td colspan="4">制表日期：　　　　　　　年　　　　　　月　　　　　　日</td></tr>
<tr><td colspan="4">以下列表中的行动计划项目，旨在帮助您从药物治疗中得到最大获益，该计划可协助您和药师、医师共同管理您的用药情况，请您务必详细记录列表中每项计划内容的完成情况</td></tr>
<tr><td>计划：我需要做什么？</td><td></td><td>记录：我做了什么？
什么时候做的？</td><td></td></tr>
<tr><td>1.</td><td></td><td>□是
□否</td><td></td></tr>
<tr><td>2.</td><td></td><td>□是
□否</td><td></td></tr>
<tr><td>3.</td><td></td><td>□是
□否</td><td></td></tr>
<tr><td>4.</td><td></td><td>□是
□否</td><td></td></tr>
</table>

续表 1-5

5.		□是 □否	
下次预约时间：　　年　　月　　日			

四、干预和(或)转诊

临床药师为了解决或预防药物治疗问题，应干预或代表患者对其药物治疗方案进行调整。这些干预手段包括开始新的药物治疗、增加剂量、减少剂量、终止药物治疗、为患者提供具体的药物信息或信息解释、介绍患者去找其他更具有解决较为复杂问题能力的专业医疗机构或人员。

文献表明，在接受 MTM 的患者就诊统计中，80% 的药学干预解决药物治疗问题是在患者与药师之间直接发生的；20% 的药学干预则需要直接与患者的处方医师联系解决。患者与药师之间直接干预的措施包括指导患者个体正确使用药物、消除获得药物治疗的障碍、开始新的药物治疗方案、调整给药方案、更换药品、终止药物治疗方案、提供给药设备等内容。与患者的处方医师直接沟通的干预措施包括启动新的药物治疗方案、调整给药剂量、更换药品、终止药物治疗方案和制订一份监测指标计划等。

有些药物治疗问题的解决需要药师把患者介绍到专科医师或一些其他具有专科特长的医疗服务人员那里接受治疗。如果患者的问题属于急症或重症，患者可能被转诊到急诊或是医院。短期看，这些转诊可能会增加医疗费用，但从长远来看，这些早期转诊会减少医疗的整体费用。

五、文件和追踪

MTM 的所有患者监护行为都必须予以记录，并符合道德伦理、专业标准、法律、指南与规范。患者监护服务的文档不仅要做笔记或列出用药清单，而且要完整记录监护过程。信息记录不仅必须对药师有用，而且应成为患者、患者家属、患者的处方者及管理和评价服务人员的主要信息来源。

六、药物治疗管理的评估

(一)随访评估的目的和必要性

随访评估的目的是确定患者经药物治疗获得的治疗结局，并将随访结果与患者的预期治疗目标相比较。随访评估是 MTM 服务的必要环节，是通过观察、评估和记录药物治疗的实际检验结果与治疗结局来确认前期工作效果的重要步骤。随访评估承载着药师对患者的承诺，强化了治疗关系，向患者展现了药师与患者合作达到期望治疗目标的共同意愿。因此，要确保每次随访都要对患者药物治疗的有效性、安全指标及用药依从性进行评估。

(二)随访评估的内容

1. 药师应将随访得到的实际临床检查、检验指标等情况与预期的治疗目标进行比对，从而评估患者药物治疗的有效性。

2. 药师应收集与药品不良反应等相关的临床指标和(或)化验指标数据，以便评估患者药物治疗的安全性。

3. 随访中应记录患者临床实际情况和所需药物治疗的变化情况，以便对正在进行药物治疗的病症做出判断。

4. 随访评估患者的依从性，确定是否存在需要药物治疗的新病症或是否产生了新的药物治疗问题。

5. 预约下次随访评估时间，为患者提供全程的药学监护服务。

第二章 常见疾病调脂治疗的药学监护

第一节 成人高脂血症调脂治疗的药学监护

一、疾病简介

高脂血症也称血脂异常，是指血脂代谢发生紊乱、脂肪代谢或转运异常，血浆中 1 种或几种脂质水平异常，包括血浆总胆固醇（TC）、三酰甘油（TG）、低密度脂蛋白（LDL）等水平过高或高密度脂蛋白（HDL）水平过低。高脂血症的直接损害是加速全身动脉粥样硬化，也是导致高血压、糖耐量异常、糖尿病的一个重要危险因素，还可导致脂肪肝、肝硬化、胆石症、胰腺炎、眼底出血乃至失明、周围血管病变、高尿酸血症。血脂异常的主要危害是增加动脉粥样硬化性心血管病（ASCVD）的发病危险。因此，为了及时发现和检出血脂异常，建议 20 ~ 40 岁成年人至少每 5 年测量1 次空腹血脂，包括 TC、LDL-C、HDL-C 和 TG 测定；建议 40 岁以上男性和绝经期后女性应每年均进行血脂检查。

按照不同分类方法，成人高脂血症可分为以下 3 种。

（一）继发性或原发性分类

高脂血症按有无原发疾病分为原发性和继发性。继发性高脂血症是指由于全身系统性疾病所引起的血脂异常。可引起血脂升高的系统性疾病主要有糖尿病、肾病综合征、甲状腺功能减退症，还可见于其他疾病如肝脏疾病、系统性红斑狼疮、糖原贮积病、骨髓瘤、脂肪萎缩症、急性卟啉病、多囊卵巢综合征等。此外，某些药物如利尿剂、β 受体阻滞剂、糖皮质激素等也可能引起继发性血脂升高。在排除了继发性高脂血症后，即可诊断为原发性高脂血症。已知部分原发性高脂血症是由于先天性基因缺陷所致，例如，LDL受体基因缺陷引起家族性高胆固醇血症等；而另一部分原发性高脂血症的病因目前还不清楚。继发性高脂血症将在后面各章讨论，本章主要介绍原发性高脂血症。

（二）表型分型法

世界卫生组织（WHO）制定了高脂蛋白血症分型，共分为6型，Ⅰ型、Ⅱa型、Ⅱb型、Ⅲ型、Ⅳ型和Ⅴ型。这种分型方法对指导临床上诊断和治疗高脂血症有很大的帮助，但也存在不足之处，其最明显的缺点是过于繁杂。从实用角度出发，血脂异常可进行简易的临床分型，根据血清总胆固醇、三酰甘油和高密度脂蛋白胆固醇的测定结果，通常将高脂血症分为以下4种类型，即高胆固醇血症、高三酰甘油血症、混合型高脂血症、低高密度脂蛋白胆固醇血症。

（三）基因分型法

随着分子生物学的迅速发展，人们对高脂血症的认识已逐步深入到基因水平。已发现有相当一部分高脂血症患者存在单一或多个遗传基因的缺陷。由于基因缺陷所致的高脂血症多具有家族聚积性，有明显的遗传倾向，故临床上通常称为家族性高脂血症。家族性高胆固醇血症（FH）是最常见的一种常染色体显性遗传缺失，FH分纯合子家族性高胆固醇血症和杂合子家族性高胆固醇血症。纯合子FH发病较早，在儿童期（10岁以前）即可发病，如果不治疗，多数患者LDL-C水平明显增高并于20岁之前进展为动脉粥样硬化，一般存活不过30岁。杂合子FH发病率较高，约1/500，与早发动脉粥样硬化性心血管病显著相关。

二、调脂药物治疗原则和方案

（一）调脂药物治疗原则

无论患者心血管危险水平如何，无论是对于高胆固醇血症，还是高三酰甘油血症，不管是否进行药物治疗，生活方式的转变都必须贯穿整个治疗过程。部分患者在生活方式干预的基础上仍需降脂药物治疗。

1. 高胆固醇血症治疗　以LDL-C水平增高为主要表现的高胆固醇血症

是动脉粥样硬化性心血管病(包括冠心病、缺血性卒中及外周动脉疾病)最重要的危险因素。鉴于降低 LDL-C 水平可显著减少 ASCVD 事件风险,因此在降脂治疗中,应将 LDL-C 作为主要干预靶点。同时,近年来日渐增多的证据显示,极低密度脂蛋白(VLDL)与 ASCVD 的发病风险也密切相关,因而 VLDL-C 成为降胆固醇治疗的另一个可能目标。LDL-C 与 VLDL-C 统称为非 HDL-C,两者包括所有致动脉粥样硬化性脂蛋白中的胆固醇,因此非 HDL-C 可作为 LDL-C 的替代指标。临床上,非 HDL-C 数值由 TC 减去 HDL-C 而获得。

2013 年《ACC/AHA 降低成人动脉粥样硬化性心血管风险血胆固醇治疗指南》放弃了治疗目标值的概念,推荐他汀类药物起始治疗强度为中高强度,并不推荐特定 LDL-C 目标值,低强度他汀类药物治疗仅推荐用于不良事件高危患者(例如老年人、多合并症患者和服用多种药物患者)。2015 年美国国家脂质协会(NLA)提出将非 HDL-C 与 LDL-C 水平一起共同为一级血脂管理目标。2016 年 ACC 更新的专家共识恢复了降胆固醇目标,即 ASCVD 患者的 LDL-C 水平降幅大于 50% 或者 LDL-C 水平低于 1.8 mmol/L (70 mg/dL)。

2014 年"中国胆固醇教育计划血脂异常防治"专家组建议,对 ASCVD 及糖尿病+高血压或其他危险因素的人群要求 LDL-C 水平降至 1.8 mmol/L 以下,和 2014 年美国国家脂质协会推荐的目标一致。"中国胆固醇教育计划血脂异常防治"专家组对 ASCVD 一级预防与二级预防降胆固醇治疗的目标值建议见表 2-1。若 LDL-C 水平高于 4.9 mmol/L 且无其他危险因素,建议将 LDL-C 水平降低 50% 作为其目标值。

表 2-1 ASCVD一级预防与二级预防降胆固醇治疗的目标值

临床疾患和(或)危险因素	目标 LDL-C/(mmol/L)
ASCVD	<1.8
糖尿病+高血压或其他危险因素[a]	<1.8
糖尿病	<2.6
慢性肾病(3 期或 4 期)	<2.6

续表 2-1

临床疾患和(或)危险因素	目标 LDL-C/(mmol/L)
高血压+1 项其他危险因素[a]	<2.6
高血压或 3 项其他危险因素[a]	<3.4

注:[a],其他危险因素包括:年龄(男≥45 岁,女≥55 岁),吸烟,高密度脂蛋白胆固醇<1.04 mmol/L,体重指数≥28 kg/m^2,早发缺血性心血管病家族史。

《中国成人血脂异常防治指南(2016 年修订版)》指出应根据 ASCVD 的不同危险程度,确定调脂治疗需要达到的胆固醇基本目标值。已诊断 ASCVD 者直接列为极高危人群;符合如下条件之一者直接列为高危人群:①LDL-C水平不低于 4.9 mmol/L(190 mg/dL);②LDL-C 水平介于 1.8 mmol/L(70 mg/dL)和 4.9 mmol/L(190 mg/dL)之间,且年龄在 40 岁及以上的糖尿病患者。

《中国成人血脂异常防治指南(2016 年修订版)》将降低 LDL-C 水平作为防控 ASCVD 危险的首要干预靶点,非 HDL-C 可作为次要干预靶点。调脂治疗目标值:极高危者 LDL-C<1.8 mmol/L;高危者 LDL-C<2.6 mmol/L;中危和低危者 LDL-C<3.4 mmol/L。LDL-C 基线值较高不能达目标值者,LDL-C 水平至少降低 50%。极高危患者 LDL-C 基线在目标值以内者,LDL-C 水平仍应降低 30% 左右。

无论患者心血管危险水平如何,均应进行生活方式治疗指导。部分患者在生活方式干预的基础上需进行降胆固醇药物治疗。

(1)生活方式干预方案:①控制饮食中胆固醇的摄入。饮食中胆固醇摄入量低于 200 mg/d,饱和脂肪酸摄入量不超过总热量的 10%,反式脂肪酸不超过总热量的 1%。增加蔬菜、水果、粗纤维食物、富含 ω-3 脂肪酸的鱼类的摄入。食盐摄入量低于 6 g/d。限制饮酒(酒精摄入量男性低于 25 g/d,女性低于 15 g/d)。②增加体力运动。每日坚持 30~60 min 的中等强度有氧运动,每周至少 5 d。需要减重者还应继续增加每周运动时间。③维持理想体重。通过控制饮食总热量摄入及增加运动量,将体重指数维持在低于 25 kg/m^2。超重或肥胖者减重的初步目标为体重较基线降低 10%。④控制其他危险因素。对于吸烟的患者,戒烟有助于降低 ASCVD 危险水平。

（2）降胆固醇药物治疗：他汀类药物具有最充分的随机化临床研究（RCT）证据，是被 RCT 证实可显著改善患者预后的调脂药物。临床上应根据患者具体情况确定个体化的他汀类药物用药剂量，在追求 LDL-C 和（或）非 HDL-C 水平达标的前提下，需考虑安全性、耐受性和治疗费用。与白种人比较，我国人群平均胆固醇水平较低。我国大多数患者经过中等强度（可使 LDL-C 水平平均降低 30% ~50%）甚至低强度（LDL-C 水平平均降幅小于 30%）的他汀类药物治疗即可使 LDL-C 达标。

临床调脂达标，首选他汀类调脂药物。起始宜应用中等强度他汀类药物，根据个体调脂疗效和耐受情况，适当调整剂量，若胆固醇水平不能达标，与其他调脂药物联合使用。少数患者可能不能耐受常规剂量的他汀类药物治疗，此时可考虑以下措施：①更换另一种药动学特征不同的他汀类药物；②减少他汀类药物剂量或改为隔日一次用药；③换用其他种类药物（如依折麦布）替代；④若患者需使用但不能耐受大剂量他汀类药物治疗，可用中小剂量他汀类药物联合依折麦布。

依折麦布是目前唯一一种批准用于临床的选择性胆固醇吸收抑制剂，可减少肠道内胆固醇吸收。依折麦布使小肠吸收胆固醇量降低 50% 以上。与安慰剂相比，单独应用依折麦布可使 LDL-C 水平降低 17% ~23%，使 TC 水平降低 15% 以上，具有良好安全性和耐受性。现有资料显示，依折麦布在降低 LDL-C 水平效果仅次于他汀类药物，可单独或联合其他调脂药物用于胆固醇升高为主的患者，特别适合作为不能耐受他汀类药物治疗或经大剂量他汀类药物治疗仍未达标者的替代药物。

（3）家族性高胆固醇血症的治疗：纯合子 FH 儿童相关治疗及监护在本章第二节介绍。针对杂合子 FH 患者，高强度的他汀类药物是首选的药物治疗，但处于母乳喂养和可能怀孕或已怀孕的妇女应当避免使用他汀类药物，因为他汀类药物的安全性在孕妇中没有得到足够的研究。如果使用他汀类药物后 LDL-C 水平没能足够降低，那么应该考虑添加其他降胆固醇药物，如依折麦布、胆酸螯合剂或者烟酸。对于用药物治疗未能充分控制或对他汀类药物不耐受的 FH 患者，可用 LDL 血浆分离转换法。治疗目标：首要目标仍是 LDL-C 水平达标，降低 LDL-C 水平至少 50% 及以上，如果适宜，应使 LDL-C 水平低于 2.6 mmol/L（100 mg/dL）。除了高强度的他汀类药物以外，新型调脂药的出现为 FH 的治疗带来新的进展，近年来在国外已有 3 种新型调脂药被批准临床应用。

洛美他派是一种微粒体三酰甘油转运蛋白抑制剂，可削弱 VLDL 分泌，降低循环中含 ApoB 的脂蛋白，对已用了最大可耐受的降脂治疗（如大剂量他汀类药物）和 LDL-C 血浆分离转换法治疗的纯合子 FH 患者，可以降低 LDL-C 水平高达 50%。

米泊美生是第 2 代反义寡核苷酸，属于载脂蛋白 B_{100} 合成抑制剂，2013 年FDA 批准米泊美生可单独或与其他调脂药联合用于治疗纯合子 FH。其作用机制是通过与编码载脂蛋白 B_{100} 的 mRNA 杂交导致该 mRNA 降解，从而抑制载脂蛋白 B_{100} 的转录翻译，减少 VLDL 的生成和分泌，降低 LDL-C 水平，可使LDL-C水平降低 25%。该药最常见的不良反应为注射部位反应，包括局部红疹、肿胀、瘙痒、疼痛，绝大多数不良反应属于轻中度。

前蛋白转化酶枯草溶菌素 9（PCSK9）抑制剂可阻止 LDL 受体降解，促进 LDL-C 的清除。PCSK9 抑制剂以 alirocumab、evolocumah 和 bococizumab 研究较多。研究结果显示 PCSK9 抑制剂无论单独应用或与他汀类药物联合应用均能明显降低血清 LDL-C 水平，同时可改善其他血脂指标，包括 HDL-C、LP（a）等。欧盟医管局和美国 FDA 已批准 evolocumab 与 alirocumab 两种注射剂型 PCSK9 抑制剂上市。初步临床研究结果表明，该类型药物可使 LDL-C 水平降低 40% ~70%，并可减少心血管事件。至今尚无严重或危及生命的不良反应报道。国内尚处于临床试验阶段。他汀类药物与 PCSK9 抑制剂联合应用已成为欧美国家治疗严重血脂异常患者尤其是 FH 患者的联合方式，可较任何单一的药物治疗带来更大程度的 LDL-C 水平下降，提高达标率。对于患有 FH 尤其是纯合子 FH 的 ASCVD 患者，若经调整生活方式加最大剂量调脂药物（如他汀类药物+依折麦布）治疗后，LDL-C 水平仍高于 2.6 mmol/L，可加用 PCSK9 抑制剂，组成不同作用机制调脂药物的三联合用，以进一步控制 LDL-C 水平。

2. 高三酰甘油血症治疗

（1）生活方式干预方案：治疗性生活方式改善对于降低 TG 水平、控制其他危险因素（如高血压、高血糖等），以及改善患者心血管预后具有肯定效果，应作为所有高三酰甘油血症患者的基础治疗。①控制体重。超重或肥胖的患者体重降低 5% ~10%，TG 水平可降低 20% 左右。按照国人标准，体重指数（BMI）≥24 kg/m^2 为超重，BMI≥28 kg/m^2 为肥胖，应力争达到 BMI 正常化(BMI<24 kg/m²)或 1 年内使体重降低至少 10% 以上。②合理饮食。通过控制饮食总热量、限制碳水化合物与脂肪摄入、增加蔬菜和优质蛋白摄入,可使 TG 水平降低 20% ~50% 。③限制饮酒。酗酒是导致 TG 水平升高的常见原因,TG 水平重度升高者应立即戒酒。无饮酒习惯者不建议饮酒,有饮酒习惯者应将每日乙醇摄入量控制在 30 g(男性)与 20 g(女性)以下[乙醇摄入量(g)= 饮酒量(ml)×乙醇度数(%)×0.8]。④适量运动。规律性的体力运动有助于减轻体重,还可直接降低 TG 水平。建议每日进行至少 30 min的中等强度有氧运动,每周至少 5 次,包括快走、骑车、登楼梯等运动方式。超重和肥胖者应进一步增加运动量。⑤戒烟。虽然吸烟对 TG 水平的影响并不显著,但戒烟可以显著降低患者心血管病整体风险性,因此应积极鼓励并督导患者戒烟。

(2)降三酰甘油药物治疗:一般来说,轻至中度高三酰甘油血症常可通过饮食治疗使血浆三酰甘油水平降至正常,不必进行药物治疗;经过生活方式干预后 TG 水平仍未能满意控制者应考虑药物治疗。对于有高三酰甘油血症的心血管病高危个体,可以考虑他汀类药物作为首选的药物治疗。贝特类、烟酸与 ω-3 脂肪酸对 TG 水平具有显著的降低作用,推荐用于以 TG 水平增高为主的血脂异常患者。对于重度高三酰甘油血症患者,即空腹时 TG 水平高于 5.7 mmol/L,贝特类药物应作为一线用药。

3. 混合型高脂血症治疗　混合型高脂血症的表现包括既有总胆固醇(主要为 LDL-C、VLDL-C)水平升高,也有三酰甘油水平升高。混合型高脂血症的治疗策略主要取决于患者 TG 水平升高的程度和心血管整体危险水平。TG 水平轻中度升高(2.26 ~5.64 mmol/L)时,LDL-C 水平达标仍为主要目标,非 HDL-C 水平达标为次要目标。TG 水平重度升高时(≥5.65 mmol/L)应立即启动降低 TG 的药物治疗,以预防急性胰腺炎。

(1)他汀类药物+贝特类药物:ACCORD 研究显示,对于血脂显著异常(接受他汀类药物治疗仍有高水平 TG 和低水平 HDL-C)的患者,辛伐他汀联合非诺贝特能显著降低 TG 水平并升高 HDL-C 水平,联合治疗可以进一步降低心血管风险达 31%,而在 TG 水平不高的患者中基本没有改变。ACCORD-eye 分支研究同样证实,非诺贝特可使糖尿病型视网膜病变的发生和进展风险较安慰剂显著降低约 40%,(6.5% vs10.2%,P=0.006),绝对危险度降低 3.7% 。随访 5 年后,非诺贝特与辛伐他汀联合治疗的不良事件发生率均与辛伐他汀单一治疗相似,联合治疗的肌炎或横纹肌溶解症的发生率未增加。ACCORD 血脂亚组结果支持目前 2016 年 ESC 指南的推荐,即对于用了他汀类药物治疗,TG 水平仍高于 2.3 mmol/L 的高危患者,可以考虑使用非诺贝特与他汀类药物联合治疗。

(2)他汀类药物+ω-3 脂肪酸:他汀类药物与鱼油制剂 ω-3 脂肪酸联合应用可用于治疗混合型高脂血症,且不增加各自的不良反应。由于服用较大剂量多不饱和脂肪酸有增加出血的危险,并增加糖尿病患者和肥胖患者热量摄入,不宜长期应用。此种联合方案是否能够减少心血管事件尚在探索中。

(3)贝特类药物+依折麦布:以 TG 水平升高为主要表现的混合型血脂异常患者,可联合应用非诺贝特与依折麦布。贝特类药物和依折麦布均可增加胆汁中胆固醇的浓度,诱发胆石症。联用时需警惕胆囊结石的发生。

4. 低密度脂蛋白血症和高密度脂蛋白血症的治疗　对于 HDL-C 水平低于 1.0 mmol/L 者,主张控制饮食和改善生活方式,目前无足够证据支持药物干预。烟酸缓释制剂能较好地升高 HDL-C 水平,但以烟酸作为心脏保护剂的两项大型随机对照试验 AIM-HIGH 和 HPS2-THRIVE 试验结果显示,烟酸治疗不仅未能获得临床收益,而且存在多种严重不良反应。

(二)常见调脂药物

临床上供选用的调脂药物可分为 6 类:他汀类、贝特类、烟酸类、胆酸螯合剂、胆固醇吸收抑制剂和其他类。迄今为止,尚无一类药物对所有脂质紊乱均有效,不同类型药物对脂质和脂蛋白的调节各有一定侧重(表 2-2)。

表 2-2　调节血脂药的选用或联合用药参考

高脂血症类型	首选	次选	可考虑用药
高 TC 血症	他汀类	依折麦布、胆酸螯合剂	—
严重高 TC 血症	他汀类+依折麦布	他汀类+PCSK9 抑制剂、胆酸螯合剂+依折麦布	普罗布考
高 TG 血症	贝特类	他汀类(心血管高危风险个体)	ω-3 脂肪酸、烟酸
严重高 TG 血症	非诺贝特+ω-3 脂肪酸	—	—

续表 2-2

高脂血症类型		首选	次选	可考虑用药
混合型血脂异常	以高水平TC为主	他汀类、他汀类+非诺贝特依折麦布	他汀类+PCSK9 抑制剂	胆酸螯合剂、普罗布考
	以高水平TG为主	贝特类药物+他汀类依折麦布	烟酸、ω-3 脂肪酸	—
	高水平TG和高水平TC	他汀类+非诺贝特	他汀类药物+ω-3 脂肪酸	胆酸螯合剂、普罗布考、烟酸
低 HDL-C 血症		贝特类	他汀类、烟酸	—

1. 他汀类　他汀类药物能显著降低 TC、LDL-C 和 ApoB 水平，也降低 TG 水平和轻度升高 HDL-C 水平。此外，他汀类药物还可能具有抗炎、保护血管内皮功能等作用，这些作用可能与冠心病事件减少有关。近 20 年来临床研究显示他汀类药物是当前治疗高胆固醇血症、混合性高脂血症和 ASCVD 非常重要的药物。国内已上市的他汀类药物有：洛伐他汀、辛伐他汀、普伐他汀、氟伐他汀、阿托伐他汀、瑞舒伐他汀和匹伐他汀。

不同种类与剂量的他汀类药物之间降胆固醇幅度有较大差别，但任何一种他汀类药物剂量倍增时，LDL-C 水平进一步降低的幅度仅约 6%，即所谓“他汀疗效 6% 效应”。他汀类药物可使 TG 水平降低 7% ~30%，HDL-C 水平升高 5% ~15%。他汀类药物可在任何时间段每天服用 1 次，但在晚上服用时 LDL-C 水平降低幅度可稍有增多。他汀类药物应用取得预期疗效后应继续长期应用，如能耐受应避免停用。

2. 贝特类　临床上可供选择的贝特类药物有：非诺贝特（片剂 0.1 g，qid；微粒化胶囊 0.2 g，qid）；苯扎贝特 0.2 g，tid；吉非罗齐 0.6 g，bid。贝特类药物平均可使 TC 水平降低 6% ~15%，LDL-C 水平降低 5% ~20%，TG 水平降低 20% ~50%，HDL-C 水平升高 10% ~20%。其适应证为高三酰甘油血症或以 TG 水平升高为主的混合型高脂血症。

目前尚缺乏针对贝特类药物对高三酰甘油血症患者心血管临床终点事件影响的随机对照临床试验，临床试验结果荟萃分析提示贝特类药物能使高水平 TG 伴低水平 HDL-C 人群心血管事件危险降低 10% 左右，主要以降低非致死性心肌梗死和冠状动脉血运重建术为主，对心血管死亡、致死性心肌梗死或卒中无明显影响。常见不良反应与他汀类药物类似，包括肝脏、肌肉和肾毒性等，血清肌酸激酶和 ALT 水平升高的发生率均低于 1%。

3. 烟酸类 烟酸属 B 族维生素，当用量超过作为维生素作用的剂量时，可有明显的降脂作用。烟酸的降脂作用机制尚不十分明确，可能与抑制脂肪组织中的脂解和减少肝脏中 VLDL 合成和分泌有关。已知烟酸能增加 $ApoA_1$ 和 $ApoA_2$ 的合成，适用于高三酰甘油血症，低高密度脂蛋白血症或以 TG 水平升高为主的混合型高脂血症。烟酸有普通和缓释两种剂型，以缓释剂型更为常用。缓释片常用量为每次 1 ~ 2 g，qd。建议从小剂量（0.375 ~ 0.500 g/d）开始，睡前服用；4 周后逐渐加量至最大常用剂量。最常见的不良反应是面色潮红，其他有肝脏损害、高尿酸血症、高血糖、棘皮症和消化道不适等，慢性活动性肝病、活动性消化性溃疡和严重痛风者禁用。由于在他汀类药物基础上联合烟酸的临床研究提示，与单用他汀类药物相比无心血管保护作用，欧美多国已将烟酸类药物淡出调脂药物市场。

4. 胆酸螯合剂 胆酸螯合剂在肠道内能与胆酸呈不可逆结合，因而阻碍胆酸的肝肠循环，促进胆酸随粪便排出体外，阻断胆酸中胆固醇的重吸收。胆酸螯合剂降脂药通过反馈机制刺激肝细胞膜表面的 LDL 受体，加速血液中 LDL 清除，结果使血清 LDL-C 水平降低。常用的有考来烯胺（每日 4 ~ 16 g，每日 3 次）、考来替泊（每日 5 ~ 20 g，每日 3 次）。胆酸螯合剂可使 TC 水平降低 15% ~ 20%，LDL-C 水平降低 15% ~ 30%；HDL-C 水平升高 3% ~ 5%；对 TG 水平无降低作用甚或稍有升高。因此，该类药物的绝对禁忌证为异常 β 脂蛋白血症和 TG 水平高于 4.52 mmol/L（400 mg/dL）；相对禁忌证为 TG 水平高于 2.26 mmol/L（200 mg/dL）。

5. 胆固醇吸收抑制剂 该类药物代表为依折麦布，吸收后作用于小肠细胞的刷状缘，有效地抑制胆固醇和植物固醇的吸收。由于能减少胆固醇向肝脏的释放，依折麦布可促进肝脏 LDL 受体的合成，又加速 LDL 的代谢。依折麦布与他汀类药物合用时对 LDL-C、HDL-C 和 TG 的作用进一步增强，且安全性和耐受性良好。在 2014 年美国心脏协会年会上公布的 IMPROVE-IT研究结果表明，对于急性冠脉综合征（ACS）患者，在辛伐他汀的基础上加用依折麦布能够中度降低心血管事件，心血管死亡、非致死性心肌梗死或非致死性卒中风险降低了10%；但加用依折麦布未能降低全因死亡率。与安慰剂相比，单独应用依折麦布可使LDL-C水平降低17%~23%，使TC水平降低15%以上，而其不良反应发生率与安慰剂相似。虽然依折麦布的降胆固醇作用稍弱于他汀类药物(20%~40%)，但该药具有良好的安全性和耐受性，因而更利于临床推广应用。现有资料显示，在降低LDL-C水平方面，依折麦布的效果仅次于他汀类药物，因此可用于以胆固醇升高为主的患者，特别适合作为不能耐受他汀类药物治疗者的替代治疗。

6. 其他调脂药　传统的包括普罗布考和ω-3脂肪酸。普罗布考主要适用于高胆固醇血症，尤其是纯合子型家族性高胆固醇血症，可使血浆TC水平降低20%~25%，LDL-C水平降低5%~15%，而HDL-C水平也明显降低(可达25%)。ω-3脂肪酸主要为二十碳戊烯酸和二十二碳己烯酸，二者为海鱼油的主要成分，具有降低TG水平和轻度升高HDL-C水平的作用，但对TC水平和LDL-C水平无影响。ω-3脂肪酸主要用于高三酰甘油血症；可以与贝特类药物合用治疗严重高三酰甘油血症，也可与他汀类药物合用治疗混合型高脂血症。新型降脂药物有洛美他派和米泊美生，是最近FDA分别批准用于年龄不低于18岁和年龄不低于12岁的纯合子FH患者的辅助治疗。2003年，法国研究者在关于胆固醇水平升高与早发心脏病家族关联的研究中发现了PCSK9。这些家族均存在*PCSK9*基因突变，导致PCSK9蛋白过度表达，使患者的LDL-C排出量远低于非突变人群。PCSK9抑制剂可以作为胆固醇水平升高或遗传性胆固醇疾病患者的潜在降脂方法。正处于临床研究阶段的PCSK9抑制剂包括evolocumab、alirocumab、bococizumah。已有实验数据显示，PCSK9抑制剂单药或联合他汀类药物治疗能够显著降低高胆固醇血症患者的LDL-C水平，降低LDL-C水平高达70%，而且不良反应小。

三、调脂药学监护原则和要点

(一)调脂药学监护原则

1. 疗效监护　在开始调脂治疗前需进行血液检查，评估患者临床情况，为药物选择及目标值确定提供参考，治疗合并症和继发性血脂紊乱。生活方式干预与调脂药物治疗3~6个月后，应复查血脂水平，如能达到要求则继续治疗，但仍须每6~12个月复查1次；如持续达到要求，每年复查1次。药物治疗开始后每4～8周复查血脂及血清谷丙转氨酶(ALT)、谷草转氨酶(AST)和肌酸激酶(CK),如能达到目标值,逐步改为每6～12个月复查1次;如开始治疗3～6个月复查血脂仍未达到目标值,则调整剂量或药物种类,或联合药物治疗,再经4～8周后复查。达到目标值后延长为每6～12个月复查1次,治疗性生活方式干预和降脂药物治疗必须长期坚持,才能获得临床益处。

调整药物剂量和种类,提倡不同作用机制的调脂药物联用。在应用调脂药物治疗的最初4～6周,应复查血浆中胆固醇、三酰甘油和高密度脂蛋白胆固醇水平。根据检查结果及血脂水平调整药物种类或剂量。若经治疗后血脂未降至达标水平,则应增加剂量,或改用其他调节血脂药,亦可考虑几种药物联合治疗。对显著的高脂血症者和家族性杂合型高胆固醇血症者,单一应用调节血脂药的疗效并不理想,此时推荐联合用药,提倡2～3种作用机制不同的药联合应用,可减少各类药物的剂量并提高降脂幅度。如单纯增加他汀类药物剂量(加倍)的降脂效果(降低LDL-C水平)仅提高2.23%,但他汀类药物加依折麦布则可提高25%;混合性高脂血症可选用他汀类药物加非诺贝特或贝特类药物加血脂康;高胆固醇血症可选用胆酸螯合剂加依折麦布;低高密度脂蛋白胆固醇血症可选用他汀类药物加烟酸;严重高三酰甘油血症可联合非诺贝特加ω-3脂肪酸;严重混合高脂血症可联用胆酸螯合剂加烟酸。当血脂水平降至正常值范围或达到目标值,仍应继续按照同样剂量服药,除非血脂水平已降至较低水平,一般不主张减少药物剂量。

2. 不良反应监测

(1)告知患者当出现肌肉症状如肌痛、疲乏或无力时应及时就医。开始他汀类药物治疗之前,如果患者有持续的无法解释的肌痛,检查肌酸激酶(CK)。如果CK超过正常上限5倍,在5～7 d内重复测量,如果仍超过5倍,不要启动他汀类药物治疗,如果升高不到5倍,以小剂量开始他汀类药物治疗。如果患者既往(>3个月)耐受他汀类药物治疗,新近出现肌痛或肌无力,考虑非他汀类药物因素。对于无症状他汀类药物治疗患者,无须常规检查CK。贝特类药物和他汀类药物单药治疗均与肌病风险增加相关,但不同品种的贝特类药物的安全性存在显著差异。吉非罗齐联合他汀类药物治疗时发生横纹肌溶解和肌病风险显著高于非诺贝特。与他汀类药物单用相比,非诺贝特联合他汀类药物治疗时不良事件发生率没有统计学差异。

(2)他汀类药物相关肝功能损害的发生率极低,主要表现为一过性肝酶升高。ALT 及 AST 水平升高见于各种类型的他汀类药物且呈剂量依赖性,目前认为,轻中度肝酶升高(低于 3 倍正常值上限)而不伴有胆红素并不代表肝功能损伤。在所有接受他汀类药物治疗患者中,1% ~2% 出现肝酶水平升高超过正常值上限 3 倍,停药后肝酶水平即可下降。开始他汀类药物治疗之前,应检查肝酶(ALT 和 AST),治疗 4 ~8 周后和 1 年时应复查肝酶,如无问题此后无须复查。如果肝酶升高不到正常上限的 3 倍,不要常规性地排除该患者使用他汀类药物。

(3)长期服用他汀类药物可增加新发糖尿病风险 10% ~12%。2012 年美国 FDA 发布他汀类药物可能引起血糖异常和新发糖尿病的说明,2013 年中国 CFDA 亦发布他汀类药物可能引起血糖升高的相关修订。但其心血管获益远大于新发糖尿病风险,因此,不要仅因为糖化血红蛋白升高即停止他汀类药物治疗。建议对无合并糖尿病患者在获取基线血糖水平的基础上,每 6 ~12 个月可复查血糖水平;对合并空腹血糖受损或合并代谢综合征的冠心病的患者,建议每 3 ~6 个月复查血糖水平及糖化血红蛋白(HbA1c)水平。

(4)甲状腺功能减退的患者使用他汀类药物容易发生肌病,原因可能为甲状腺功能减退可致胆固醇升高,未纠正的情况下使用他汀类药物,降脂疗效欠佳,而加大他汀类药物剂量则易引起肌病,故建议初始治疗前先获取甲状腺功能指标基线资料,如有甲状腺功能减退情况存在,应先予纠正,避免肌病发生。

(5)贝特类药物的常见不良反应为消化不良、胆石症等,也可引起肝酶升高和肌病。绝对禁忌证为严重肾病和严重肝病。吉非罗齐虽有明显的调脂疗效,但安全性不如其他贝特类药物。由于贝特类药物单用或与他汀类药物合用时也可发生肌病,应用贝特类药物时也须监测肝酶与肌酶。

在临床实践中对贝特类药物不良反应的监测与单用他汀类药物相同,主要是定期监测肝功能和 CK 及随访患者的不适症状。治疗初期每 4 ~8 周复查肝酶(ALT、AST)和 CK,轻度的转氨酶升高(低于 3 倍正常值上限)和无症状的轻度 CK 升高无须停药。如 AST 或 ALT 高于 3 倍正常值上限,应暂停给药,停药后仍须每周复查肝功能直至恢复正常。治疗期间应询问患者有无肌痛、肌压痛、肌无力、乏力和发热等症状,血 CK 升高超过 5 倍正常值上限时应停药。用药期间如有其他可能引起肌溶解的急性或严重情况,如败血症、创伤、大手术、低血压和抽搐等，应暂停给药。

(6)烟酸的常见不良反应有颜面潮红、高血糖、高尿酸(或痛风)、上消化道不适等。这类药物的绝对禁忌证为慢性肝病和严重痛风；相对禁忌证为溃疡病、肝功能不全和高尿酸血症。烟酸缓释型制剂的不良反应轻，易耐受。若与他汀类药物联用，需要定期监测肝功能和血 CK 及随访患者的不适症状。烟酸可能降低胰岛素敏感性而升高血糖，并可能增加代谢综合征与糖耐量受损者新发糖尿病风险。其他报道的不良反应包括升高肝转氨酶、尿酸和(或)痛风发作。胆酸螯合剂常见不良反应有胃肠不适、便秘，影响某些药物的吸收。

常用调脂药物常见剂量与不良反应见表 2-3。

表 2-3　常用调节血脂药物的剂量和不良反应

口服调节血脂药		每日剂量/mg	分服次数	主要不良反应
他汀类	辛伐他汀	5 ~ 40	1	腹泻、腹胀、肌痛、肌炎、横纹肌溶解
	洛伐他汀	10 ~ 20	1	肌痛、肌炎、横纹肌溶解、AST 及 ALT 升高
	普伐他汀	10 ~ 20	1	腹泻、肌痛、肌炎、横纹肌溶解
	氟伐他汀	20 ~ 40	1	腹泻、肌痛、肌炎、横纹肌溶解
	阿托伐他汀钙	10 ~ 80	1	便秘、腹痛、肌痛、肌炎、横纹肌溶解
	瑞舒伐他汀钙	5 ~ 20	1	低血压、心悸、肌痛、肌炎、AST 及 ALT 升高
	匹伐他汀	2 ~ 4	1	皮疹、抑郁、头痛、瘙痒、AST 及 ALT 升高、横纹肌溶解和肌病
贝特类	苯扎贝特	600 ~ 1 200	3	胃饱胀感、肌痛、肌乏力
	非诺贝特	300	3	腹部不适、腹泻、便秘、乏力、肌痛、肌炎
	吉非罗齐	600 ~ 1 200	2	胆石症、胃痛、嗳气、贫血、横纹肌溶解
烟酸类	烟酸缓释剂	375 ~ 500	1	低血压
	阿昔莫司	500 ~ 750	2 ~ 3	潮热、瘙痒、胃灼热、腹痛、头痛、哮喘
胆酸螯合剂	考来替泊	15 ~ 30 g	2 ~ 4	便秘、胆石症、胃肠出血、脂肪泻
	考来烯胺	2 ~ 24 g	3	便秘、肠梗阻、胃痛、消化不良、恶心

续表 2-3

口服调节血脂药		每日剂量/mg	分服次数	主要不良反应
胆固醇吸收抑制剂	依折麦布	10	1	过敏、舌头或面部水肿、呼吸困难、吞咽困难
其他类	普罗布考	1 000	2	腹泻、腹痛、呕吐、心电图 Q-T 间期延长
	泛硫乙胺	600	3	腹泻、食欲减退、腹部胀满、呕吐
	益多酯	500	2	腹部饱胀、瘙痒
	ω-3 脂肪酸	2.7 ~9.0 g	3	发热、腹泻、肌痛、咽喉痛、胆结石

3. 药物的相互作用　他汀类药物相关不良反应不仅与个体因素(遗传、年龄、性别、体型等)相关,也与患者同时服用的药物(或食物)所产生的相互作用关系密切。为了尽可能降低他汀类药物相关不良反应的发生率,对于中国人群,所有他汀类药物均采取较小剂量是明智的做法。需告知患者一些药物、食物与他汀类药物有相互作用。

瑞舒伐他汀、辛伐他汀、洛伐他汀不能与葡萄柚汁合用,以免因血浆药物浓度升高而出现不良反应;且用药期间不宜服用可降低内源性类固醇激素或活性的药物(螺内酯、西咪替丁)。依折麦布若与胆酸螯合剂联合应用时,应在用后者前至少 2 h 服用。在治疗剂量下与对 CYP3A4 有明显抑制的药物如环孢素、烟酸、大环内酯类抗生素、HIV 蛋白酶抑制剂、抗抑郁药等合用能显著增高他汀类药物的血浆水平。贝特类药物和他汀类药物单用时均可发生肌病,因此,贝特类药物与他汀类药物联用时可能会增加发生肌病的危险。以中等剂量他汀类药物和贝特类药联合应用,肌病的发生率较低,剂量不宜过大,不宜在同一时间服用。于晨起服用贝特类药物而晚上服用他汀类药物,或隔日分别交替服用两种药物。他汀类药物与烟酸联用可显著升高 HDL-C 水平,而不发生严重的不良反应,但烟酸可增加他汀类药物的生物利用度,可能增加肌病的危险,同样要监测 ALT、AST、CPK,同时加强血糖监测。此外,在与他汀类药物有药动学相互作用的药物中,胺碘酮是在辛伐他汀药品说明书中明确提及的。FDA 已多次就辛伐他汀与胺碘酮合用的安全性问题发布警告，并明确规定：正在接受胺碘酮治疗的患者使用辛伐他汀的日剂量不能超过 20 mg。乙醇可增加烟酸所致的皮肤潮红和瘙痒等不良反应的发生率，于用药期间应避免饮酒。为减少烟酸不良反应，可采用烟酸缓释片。

2014 年 K. A. Kellick 等对现用他汀类药物的相互作用进行比较，根据相互作用强弱进行分级，对他汀类药物与其他发生相互作用药物进行剂量限定。

(二)调脂药学监护要点

患者住院期间药学监护包括以下两个方面。

1. 对患者基本情况评估　药师应关注患者病情，重点包括症状、体重、过敏史、个人史、既往用药史等。评价既往使用治疗其他疾病药物对调脂药物有无影响，评估患者的用药依从性。

2. 药学评估　包括入院后高脂血症诊断分型、治疗需求评估、不良反应风险评估(主要为肌病风险评估)，血脂指标(总胆固醇、三酰甘油、低密度脂蛋白、高密度脂蛋白)、肝肾功能指标，评价患者总体发生不良反应风险。

(三)出院教育

药师对成人高脂血症患者的出院教育内容主要包括生活方式干预和用药教育。

第二节　儿童青少年血脂异常调脂治疗的药学监护

一、疾病简介

儿童青少年血脂异常是指发生在儿童青少年时期的血脂代谢紊乱，通常称为高脂血症，是指血浆中总胆固醇(TC)和(或)甘油三酯(TG)水平高于正常参考值及低高密度脂蛋白-胆固醇(HDL-C)血症。儿童青少年的血脂代谢紊乱与其成年后冠心病(CHD)、动脉粥样硬化(AS)及其相关性心血管病(CVD)的发生密切相关。因此，有观点认为 AS 的发生实际上是开始于儿童期的血脂代谢紊乱。血脂异常本身也直接损害儿童青少年健康，能引起黄色瘤、酮体症、脂质肾毒症、脂肪肝、胆石症、胰腺炎及其他对人体组织细胞的损害。

根据病因,儿童青少年血脂异常可分为原发性和继发性两大类。原发性血脂异常主要由遗传基因异常和(或)环境因素相互作用引起,有明显遗传倾向,呈现家族聚集性,血脂紊乱程度较重,发病率低。主要有家族性高胆固醇血症、家族性高三酰甘油血症、家族性混合型高脂血症、家族性低高密度脂蛋-6血症等。继发性血脂异常是儿童青少年血脂代谢紊乱的常见形式,常继发于一些全身性疾病(如肥胖、超重、糖尿病、高血压、川崎病、代谢综合征、甲状腺功能减退症、肝脏或肾脏疾病)和不良生活方式(膳食摄入增加、高脂饮食、吸烟与被动吸烟、体力活动减少、酗酒等);某些药物的应用(如糖皮质激素、β受体拮抗剂、抗人免疫缺陷病毒蛋白酶抑制剂)及肿瘤化疗也可导致脂代谢紊乱。

按临床分类,可有以下几种。①高胆固醇血症:是指空腹血浆胆固醇水平高于正常值。②高三酰甘油血症:系指空腹血浆TG水平增高。③混合性高脂血症:是指除空腹血浆胆固醇水平升高外,TG水平亦高于正常值。④低高密度脂蛋白胆固醇血症:空腹血浆HDL-C水平降低。

儿童青少年血脂异常进展缓慢,常无明显症状与体征,因此由实验室检查确诊。空腹检测TC、TG、HDL-C、LDL-C水平,如有异常,1~2周内复查。测定结果标准化。人体在2岁以后血脂比较稳定,我国的儿童青少年的血脂异常诊断标准是参照1992年美国国家胆固醇教育计划(NCEP)专家委员会及日本制定的《2岁以上儿童血脂异常诊断标准》的基础上提出,具体见表2-4。其中青春期血脂水平稍有降低,以女童明显。

表2-4　2岁以上儿童青少年血脂异常诊断标准

标准	TC/[mmol/L(mg/dL)]	LDL-C/[mmol/L(mg/dL)]	TG/[mmol/L(mg/dL)]	HDL-C/[mmol/L(mg/dL)]
合适水平	<4.40(170)	<2.85(110)	—	—
临界高值	4.40~5.15(170~199)	2.85~3.34(110~129)	—	—
高脂血症	≥5.18(200)	≥3.37(130)	≥1.70(150)	—
低HDL-C血症	—	—	—	≥1.04(40)

二、调脂药物治疗原则和方案

（一）调脂药物治疗原则

1. 儿童青少年血脂异常的预防　治疗儿童青少年血脂异常首先要重视预防，消除危险因素，改变不健康的生活方式，调整饮食结构。

血脂代谢紊乱的儿童青少年成年后患 CVD、AS 或 CHD 的可能性明显高于正常人群，由于血脂代谢紊乱是 CVD 重要的独立危险因素，因此应从儿童青少年时期就开始预防各种 CVD 相关的危险因素，如远离烟酒，避免被动吸烟，加强锻炼，减轻体重，保持心理平衡。

调整更合理的饮食结构，使食物多样化，达到充分的营养和足够的热卡以保证生长和发育，维持理想体重。采用低饱和脂肪酸、低胆固醇饮食模式。素食饮食虽然安全，但难以保证足够的营养，不推荐用于发育中的儿童青少年。针对 2 岁以上的儿童，推荐以下营养摄入模式：①饱和脂肪酸产热小于总热量的 10%。②平均总脂肪产热不超过总热量的 30%。③饮食中胆固醇摄入量小于 300 mg/d。

2. 儿童青少年血脂异常的治疗

（1）饮食干预：饮食干预是治疗血脂异常的基础，是基本的治疗，特别是对于儿童患者，可能是最佳选择，即使是对于纯合子家族性高胆固醇血症患者也具有重要作用。饮食治疗无效需要药物治疗的病例，也需继续饮食干预，从根本上改善饮食习惯是药物治疗成功的前提。对于生长发育期间已有血脂异常的儿童和青少年，需要进行饮食治疗，其基本目的是降低血胆固醇水平并且保证足够的营养摄入，不能影响生长发育；强调减少饱和脂肪酸、总脂肪、胆固醇的摄入，保持理想体重。饮食治疗的最低目标是血胆固醇水平降低，理想目标是 LDL-C 水平低于 2.85 mmol/L（110 mg/dL），TC 水平低于 4.40 mmol/L（170 mg/dL）。

饮食治疗具体分为两套膳食方案。第一套膳食方案要求饱和脂肪酸平均摄入量少于总热量的 10%，总脂肪产热量平均占比总热量低于 30%，胆固醇摄入量低于 300 mg/d，定期检查血脂以判断疗效。第一套膳食方案治疗 3 个月以上疗效不佳，改用第二套膳食方案，即饱和脂肪酸摄入量进一步减少至总热量的 7% 以下，胆固醇摄入量低于 200 mg/d，同时确保足够的能量、维生素和矿物质供给。

饮食治疗目前不适用于2岁以下婴幼儿。

(2)药物治疗:应在坚持继续饮食干预的同时实施药物治疗,以使治疗有效持久。对于8岁以下儿童的高胆固醇血症的治疗,应以膳食治疗为主,不主张使用药物治疗;只有在血浆LDL-C水平高于12.93 mmol/L时,如家族性高胆固醇血症纯合子状态下,才考虑给予药物治疗。8岁以上的儿童青少年高胆固醇血症患者,如果经膳食干预治疗6~12个月后血浆LDL-C水平仍高于4.91 mmol/L(不伴心血管病高危因素)或LDL-C水平仍高于4.14 mmol/L(伴高血压、肥胖、家族性早发心脏病史)时,可考虑实施药物治疗。当患儿合并有糖尿病、肾脏疾病、先天性心脏病、胶原性心血管病等,在加强原发病治疗的基础上,对继发的血脂异常应采取更积极的措施,降低血浆LDL-C水平。如当糖尿病患儿血浆LDL-C水平高于3.36 mmol/L时,即应考虑药物降脂治疗;严重者,饮食及药物治疗效果不佳时,也需考虑血浆净化、外科手术或基因治疗等。

我国于2009年制定《儿童青少年血脂异常防治专家共识》认为:10岁以上的儿童,经饮食治疗6个月到1年后无效,LDL-C水平不低于4.92 mmol/L(190 mg/dL)或者LDL-C水平不低于4.14 mmol/L(160 mg/dL)并伴有:①确切的早发CHD家族史(一级男性亲属发病时年龄低于55岁,一级女性亲属发病时年龄低于65岁);②同时存在2个或2个以上的CVD危险因素,且控制失败,可进行药物治疗。对纯合子型FH患者,当儿童血浆TC水平高于10 mmol/L(386 mg/dL)时,药物降脂治疗的年龄可适当提前至8岁。

药物治疗的最低目标是LDL-C水平低于3.37 mmol/L(130 mg/dL),理想目标是LDL-C水平低于2.85 mmol/L(110 mg/dL)。对于家族性高胆固醇血症患儿,单纯膳食治疗只能使LDL-C水平降低10%~15%,因此需要同时进行药物治疗,达到LDL-C水平降低30%~50%或降低至3.36 mmol/L以下的目标。

(二)调脂药物治疗方案

血浆TG水平在1.5~5.0 mmol/L的患儿,首先进行膳食治疗和体育锻炼6个月;效果不佳可考虑使用ω-3脂肪酸,如同时合并TC或LDL-C水平升高者可加用他汀类药物。血浆TG水平在5.0~10.0 mmol/L的患儿,首先进行膳食治疗、体育锻炼和ω-3脂肪酸治疗6个月;如效果不佳则加用贝特类药物,如同时合并TC或LDL-C水平升高者可加用他汀类药物。对于血浆 TG 水平在 10.0 mmol/L 以上的患儿，往往并发急性胰腺炎，应在上述药物治疗的基础上，给予血液透析治疗。

1. 他汀类降脂药物　他汀类药物是羟甲基戊二酸单酰辅酶 A（HMG-CoA）还原酶抑制剂。HMG-kA 还原酶是肝脏合成内源性胆固醇的限速酶，他汀类药物具有与该酶代谢底物类似的结构，能在胆固醇合成的早期阶段竞争性抑制 HMG-CoA 还原酶活性，从而阻碍肝脏胆固醇的合成，降低血浆胆固醇水平；同时代偿性上调肝细胞膜的 LDL 受体，使血浆中大量的 LDL 被摄取，经 LDL 受体途径代谢为胆酸而排出体外，降低血浆 LDL 水平。目前，洛伐他汀、辛伐他汀、普伐他汀、阿伐他汀在我国被推荐用于 10 岁及以上儿童青少年血脂紊乱患者。此外，美国 FDA 还批准了瑞舒伐他汀、氟伐他汀作为 10 岁及以上儿童青少年家族性高胆固醇血症患者的一线治疗药物，其中普伐他汀可用于 8 岁及以上的儿童。本类药物通常治疗剂量为 10～40 mg/d，从最低剂量开始，定期复查，逐渐加量至推荐的最大的剂量以达治疗目标。

（1）洛伐他汀：在治疗原则下应用。起始剂量 10 mg，每日 1 次；8 周后逐渐增加剂量至 20 mg，每日 1 次；需要时，16 周后逐渐增加剂量至 40 mg，每日 1 次。女孩必须在月经初潮 1 年后应用。

当有胺碘酮或维拉帕米同时应用时，本药最大剂量不超过 40 mg/d。

当有达那唑或环孢素同时应用时，本药起始剂量 10 mg，每日 1 次；最大剂量不超过 20 mg/d。

当患儿内生肌酐清除率（CrCl）低于 30 mL/min 时，药物剂量超过 20 mg/d时需权衡利弊，谨慎应用。

（2）辛伐他汀：目前有限的研究资料显示本药在年龄小于 17 岁患儿的应用如下：患儿年龄小于 10 岁时，起始剂量 5 mg，每晚 1 次；4 周后增加剂量至 10 mg，每晚 1 次；如能耐受，8 周后增加剂量至 20 mg，每晚 1 次。患儿年龄不低于 10 岁时，起始剂量 10 mg，每晚 1 次；6 周后增加剂量至 20 mg，每晚 1 次；如能耐受，12 周后增加剂量至 40 mg，每晚 1 次。

杂合子型家族性高 TC 血症：年龄在 10～17 岁的患儿，起始剂量 10 mg，每晚 1 次；4 周后或更短时间内增至最大剂量 40 mg，每晚 1 次。

纯合子型家族性高 TC 血症：年龄在 10～17 岁的患儿，起始剂量 40 mg，每晚 1 次；或 80 mg/d，每日 3 次，早 20 mg、中 20 mg、晚 40 mg。

(3)普伐他汀:年龄在 8～13 岁的患儿,起始剂量 20 mg,每日 1 次;年龄在 14～18 岁的患儿,起始剂量 40 mg,每日 1 次。

(4)阿托伐他汀:年龄在 10～17 岁的患儿,起始剂量 10 mg,每日 1 次;可在 2～4 周内根据血脂水平与治疗目标调整用药剂量,逐渐增加至最大剂量 20 mg/d。本药不经肾脏排泄,肾功能损伤时无须调整。有活动性肝病时避免应用。

2. 胆酸螯合剂　胆酸螯合剂能口服后在肠道与胆酸螯合,阻断其重吸收,中断肝肠循环,抑制肠道对外源性胆固醇的重吸收,促进内源性胆固醇在肝脏代谢为胆酸,使肝内胆固醇减少,从而使肝脏 LDL 受体活性增加而去除血浆中 LDL。推荐应用药物有考来烯胺(消胆胺)、考来替泊(降胆宁)、考来维仑。本类药物剂量与体重无关,与适当饮食治疗后的 TC 和 LDL-C 的水平有关,宜从小剂量开始,根据患儿反应,逐步调整。考来烯胺用于治疗儿童高胆固醇血症时,应从小剂量 4 g/d 开始,最大量 16 g/d。2009 年美国 FDA 批准考来维仑用于儿童青少年高胆固醇血症的治疗,这是唯一一个被批准的胆酸螯合剂类药物;具体适用对象为年龄在 10～17 岁患家族性高胆固醇血症男童和月经初潮后女童,剂量为 3.75 g/d;此药也可以与小剂量他汀类药物联合应用。

(1)考来烯胺:对于患有原发性高胆固醇血症、胆酸增高相关性瘙痒症、过多粪胆原相关性腹泻的儿童,起始剂量 240 mg/(kg·d),每日 3 次。当每日最大剂量高于 8 g/d 时,未见明显降低血浆胆固醇作用,但可能增加不良反应发生。对于年龄不超过 10 岁的患儿,起始剂量 2 g/d,每日 3 次,据药物疗效与机体耐受性调整每次剂量,每日最大剂量 4 g/d。对于年龄大于 10 岁的患儿起始剂量 2 g/d,每日 3 次,据药物疗效与机体耐受性调整每次剂量,每日最大剂量 8 g/d。

(2)考来替泊:对于年龄超过 10 岁的患儿,药物应用剂量可在 2～12 g/d。最常用降低血浆胆固醇水平方案为 10 g/d,每日 1 次;或 5 g/d,每日 2 次。

3. 胆固醇吸收抑制剂　胆固醇吸收抑制剂为一种新型降胆固醇药物,主要作用于肠道抑制胆固醇吸收,但本药可经肝肠循环被机体重吸收。美国 FDA 于 2002 年批准依折麦布(益适纯)用于 10 岁以上家族性高胆固醇血症患儿。已有研究证明本药可降低血浆胆固醇水平 20%,且主要不良反应局限于肠道，将有望成为儿童高胆固醇血症的一线用药。

对于年龄不低于 10 岁的患儿，依折麦布的起始剂量为 10 mg/d，每日 1 次，口服。肾功能严重损伤时，生物利用度增加，无须调整剂量。

烟酸、贝特类降脂药，对氨基水杨酸，右旋甲状腺素和氯贝丁酯没有被我国指南所推荐用于儿童和青少年的常规降脂药物。

三、调脂药学监护原则和要点

(一) 调脂药学监护原则

儿童青少年血脂异常的调脂药学监护需要定时监测药物疗效，坚持复查及定期随访，关注药物剂量对疾病转归的影响；重视用药安全；提高对患儿已有的多个危险因素的识别并进行积极干预。

1. 药物疗效监测、复查及随访　患儿一旦开始进行药物治疗，在用药后第 6 周，以后每 3 个月复查 1 次，检测血脂水平，包括 LDL-C、TG、HDL-C，同时测量身高、体重等生长发育指标。一旦治疗有效，已实现最低目标或理想目标，可以 6 个月或至 1 年随诊复查 1 次。他汀类药物往往需要超长期应用，实用剂量对疾病转归的影响尚须进一步积累经验。

2. 用药安全　调脂药物应用过程中需要考虑对患儿生长发育的影响，随访时加强对生长发育相关指标的检查。询问患儿对药物的耐受性，从而了解用药依从性。胆酸螯合剂不良反应少，在美国曾作为推荐治疗儿童青少年血脂异常的首选药物，但临床应用发现儿童不易耐受，依从性差，难以实现治疗目标。他汀类药物通常耐受性良好，不良反应轻且短暂，但也需要加强监测和防范意识，必要时调整药物剂量甚至停药。胆固醇吸收剂也均存在较常见的不良反应，有必要积累经验，提高认识。当患儿有基础疾病，原发病治疗药物与调脂药物共同应用时，需要注意了解药物代谢相互作用，调整用药剂量，避免不良反应。

3. 识别用药患儿的危险因素　血脂异常的儿童青少年在使用药物治疗过程中需要加强对其危险因素的识别和干预。当 FH 患儿血胆固醇水平极高时，或血浆胆固醇水平升高同时存在其他危险因素如高血压、吸烟、糖尿病等，AS 将迅速进展，可能早期发生 CVD 事件。

(二) 调脂药学监护要点

1. 他汀类药物　本类药物在体内主要经 CYP3A4 代谢，应避免与抗病毒药物阿扎那韦、福沙那韦同时应用。胺碘酮、抗真菌药、钙通道阻滞剂、环孢素及 CYP3A4 抑制剂等均能使本药疗效加强；波生坦、CYP3A4 诱导剂或 P-糖蛋白诱导剂等使本药药效减弱。食物能增加本药即释片、减少缓释片的吸收及血药浓度。本药与葡萄柚汁同服时，血药浓度增加，当每日葡萄柚汁饮用超过 1 L 时，本药致肌病或横纹肌溶解的风险明显增加。

大多数患儿使用本类药物常见的不良反应包括剂量依赖性的肝酶升高。某些情况下，他汀类药物可引起肌病，严重者发展为横纹肌溶解症，表现为明显肌痛、肌力减退或肌无力，常有褐色尿和肌红蛋白尿，伴有肌酸激酶显著升高和肌酐升高。因此本类药物应用时，除血脂水平外，也须定期监测肌酸激酶及肝肾功能水平。胆汁淤积和活动性肝病是本类药物使用的禁忌证。

2. 胆酸螯合剂　本类药物不良反应少，主要表现为胃肠道不适，脂溶性维生素（维生素 A、维生素 D、维生素 E、维生素 K）、叶酸、钙、铁、锌、镁吸收减少至缺乏，有时也可引起血浆 TG 升高，尤其在高剂量时更为明显，因此长期应用此类药物时应该补充维生素及多种微量元素，可在服药前 1 h 或服药 4 ~6 h 后补充。

本类药物应避免与霉酚酸酯类药物同用。目前尚未明确有增加该类药物效应的物质。能减弱本类药物疗效的药物有：对乙酰氨基酚、胺碘酮、噻唑烷二酮类（格列酮类）降糖药、骨化三醇、强心苷类、口服的皮质醇类、依折麦布、髓袢利尿剂、噻嗪类利尿剂、甲氨蝶呤、叶酸、吗替麦考酚酯、烟酸、非甾体抗炎药、口服避孕药、苯巴比妥、雷洛昔芬、四环素类衍生物、甲状腺相关性激素、维生素 K 拮抗药。

3. 胆固醇吸收抑制剂　本药应用时需监测血脂、肌酸激酶、肝功能变化。肾功能受损或中度肝功能损伤者无须调整剂量，但应谨慎使用。环孢素可增加本药药效；胆酸螯合剂可减弱本药疗效。可与他汀类药物联用，但血转氨酶升高、肌病或横纹肌溶解发生率将增加。

高脂血症的治疗药学监护包括成人、儿童和青少年，无论是成人还是儿童，均要重视血脂水平的监测和早期及时干预，生活方式的干预须贯穿整个治疗过程，治疗上应根据血脂异常分型来选择适合的调脂药物。儿童目前可使用的调脂药物仅限于他汀类、胆酸螯合剂和胆固醇吸收剂，需要综合考虑患儿病因、生长发育阶段和状态、用药耐受性、不良反应等方面，谨慎制订个体化用药方案。药师可从调脂药物使用的安全性、有效性、依从性等方面进行药学监护和随访，从而促进调脂药物合理使用。

第三节　心血管病调脂治疗的药学监护

一、疾病概要

心血管病（CVD）已成为我国城市和乡村人群的第一位死亡原因。在欧洲，因动脉血管壁粥样硬化和血栓形成引起的CVD是过早死亡和影响伤残率的首要因素，在发展中国家也日趋常见。

动脉粥样硬化是一组称为动脉硬化的血管病中最常见、最重要的一种。各种动脉硬化的共同特点是动脉管壁增厚变硬、失去弹性和管腔缩小。动脉粥样硬化的特点是受累动脉的病变从内膜开始，先后有多种病变合并存在，包括局部有脂质和复合糖类积聚、纤维组织增生和钙质沉着形成斑块，并有动脉中层的逐渐退变，继发性病变尚有斑块内出血、斑块破裂及局部血栓形成。由于在动脉内积聚的脂质外观呈黄色粥样，因此称为动脉粥样硬化。以LDL-C或TC水平升高为特点的血脂异常是动脉粥样硬化性心血管病（ASCVD）重要的危险因素；降低LDL-C水平，可显著减少ASCVD的发病及死亡危险。

按受累动脉部位不同，动脉粥样硬化有主动脉及其主要分支、冠状动脉、颈动脉、脑动脉、肾动脉、肠系膜动脉和四肢动脉粥样硬化等类别。

1. 主动脉粥样硬化　最主要的后果是形成主动脉瘤，主动脉瘤一旦破裂，可迅速致命，在动脉粥样硬化的基础上也可发生动脉夹层分离。

2. 脑动脉粥样硬化　最常侵犯颈内动脉、基底动脉和椎动脉，颈内动脉入脑处为特别好发区，病变多集中在血管分叉处。粥样斑块造成血管狭窄、脑供血不足或局部血栓形成或斑块破裂，碎片脱落造成脑栓塞等脑血管意外（缺血性脑卒中）；长期慢性脑缺血造成脑萎缩时，可发展为血管性痴呆。

3. 肾动脉粥样硬化　可引起顽固性高血压，年龄在55岁以上而突然发生高血压者，应考虑本病的可能。如发生肾动脉血栓形成，可引起肾区疼痛、尿闭和发热等。长期肾脏缺血可致肾萎缩并发展为肾衰竭。

4. 肠系膜动脉粥样硬化　可能引起消化不良、肠道张力减低、便秘和腹痛等症状。血栓形成时，有剧烈腹痛、腹胀和发热。肠壁坏死时，可引起便血、麻痹性肠梗阻和休克等症状。

5. 四肢动脉粥样硬化　以下肢动脉较多见，由于血供障碍而引起下肢发凉、麻木和典型的间歇性跛行，即行走时发生腓肠肌麻木、疼痛甚至痉挛，休息后消失，再走时又出现；严重者可持续性疼痛，下肢动脉尤其是足背动脉搏动减弱或消失。如动脉管腔完全闭塞时可产生坏疽。

6. 冠状动脉粥样硬化性心脏病　指冠状动脉发生粥样硬化引起管腔狭窄或闭塞，引起心肌缺血缺氧或坏死而引起的心脏病，简称冠心病（CHD）。

冠心病的病因尚未完全确定，目前公认的心血管危险因素包括：年龄、性别、种族、家族史、血脂异常、吸烟、糖尿病、高血压、腹型肥胖、缺乏运动、饮食缺少蔬菜水果、精神紧张。除年龄、性别、家族史和种族不可改变，其他8种心血管危险因素都是可以改变的，因此也是可以预防的。除上述已知的危险因素，血小板的激活是动脉粥样硬化性心血管事件的最终共同环节，因此抗血小板治疗也是一级预防的重要内容。

我国流行病学研究资料表明：血脂异常是冠心病发病的危险因素。由于脂质代谢异常，血液中的脂质沉着在原本光滑的动脉内膜上，在动脉内膜上一些类似粥样的脂类物质堆积而成白色斑块，这些斑块渐渐增多造成动脉腔狭窄，使血流受阻，当冠状动脉管腔存在显著的固定狭窄（>50%），安静时尚能代偿，而运动、心动过速、情绪激动造成心肌需氧量增加时，可导致短暂的心肌供氧和需氧的不平衡，称为“需氧增加性心肌缺血”，引起慢性稳定型心绞痛发作。另外，由于不稳定性粥样硬化斑块发生破裂、糜烂或出血，继发血小板聚集或血栓形成导致管腔狭窄程度急剧加重，或冠状动脉发生痉挛，均可使心肌氧供应减少，清除代谢产物也发生障碍，称之为“供氧减少性心肌缺血”。这是引起急性冠脉综合征（ACS）的主要原因。

二、调脂药物治疗原则和方案

（一）调脂药物治疗原则

1. 总体心血管危险评估　血脂异常是冠心病发病的危险因素，临床在确定调脂治疗方案前，应根据患者是否已有冠心病或冠心病等危症及有无心血管危险因素，并结合血脂水平综合评估心血管病的发病风险，将人群进行危险分层，从而指导血脂异常的干预。

在进行危险评估时，已诊断 ASCVD 者直接列为极高危人群；符合如下条件之一者直接列为高危人群：①LDL-C 水平不低于 4.9 mmol/L(190 mg/dL)；②LDL-C 水平介于 1.8～4.9 mmol/L(70～190 mg/dL)之间且年龄在 40 岁及以上的糖尿病患者。符合上述条件的极高危和高危人群不需要按危险因素个数进行 ASCVD 危险分层。

冠心病和冠心病等危症患者，在未来 10 年内均具有极高的发生缺血性心血管病事件的综合危险，需要积极降脂治疗。冠心病包括：急性冠脉综合征（包括不稳定型心绞痛和急性心肌梗死）、稳定型心绞痛、陈旧性心肌梗死、有客观证据的心肌缺血、冠状动脉介入治疗（PCI）及冠状动脉旁路移植术（CABG）后患者。冠心病等危症是指非冠心病者 10 年内发生主要冠状动脉事件的危险与已患冠心病者同等，新发和复发缺血性心血管病事件的危险概率高于 15%，以下情况属于冠心病等危症：①有临床表现的冠状动脉以外动脉的动脉粥样硬化，包括缺血性脑卒中、周围动脉疾病、腹主动脉瘤和症状性颈动脉病（如短暂性脑缺血）等；②糖尿病；③有多种危险因素其发生主要冠状动脉事件的危险相当于已确立的冠心病，心肌梗死或冠心病死亡的 10 年危险概率大于 20%。

血脂异常危险评估相关的心血管危险因素包括：①高血压；②吸烟；③低HDL-C 血症；④肥胖（BMI≥28 kg/m^2）；⑤早发缺血性心血管病家族史（一级男性亲属发病时年龄低于 55 岁，一级女性亲属发病时年龄低于 65 岁）；⑥年龄（男性不低于 45 岁，女性不低于 55 岁）。对 10 年 ASCVD 发病危险为中危且年龄低于 55 岁的人群，《中国成人血脂异常防治指南（2016 年修订版）》增加了进行 ASCVD 余生危险评估的建议，以利于早期识别 ASCVD 余生危险为高危的个体，并进行积极干预。

2. 血脂治疗目标　ASCVD 与 LDL 水平升高密切相关，75% 的致动脉粥样硬化性的脂蛋白为 LDL。低 LDL 水平者，即便有吸烟、高血压、低 HDL-C 水平或糖尿病等其他危险因素，也不会导致早发的 ASCVD；而当 LDL 水平足以诱发动脉粥样硬化时，以上危险因素可以起到加速病变发展的作用。因此，降低 LDL-C 并终生维持其处于较低水平，是预防 ASCVD 的关键，在进行调脂治疗时，应将降低 LDL-C 水平作为首要目标（表 2-5）。

表 2-5　CVD 预防治疗目标的脂质分析建议

推荐意见	证据等级
LDL-C 被推荐为治疗目标	Ⅰ/A
若其他血脂指标情况不明，应考虑将总胆固醇作为治疗目标	Ⅱa/A
高 TG 的血脂异常，应评估 TG 水平	Ⅱa/B
混合型高脂血症、糖尿病、代谢综合征或 CKD 患者，非-HDL-C(non-HDL-C)应作为次要治疗目标	Ⅱa/B
载脂蛋白(ApoB)作为次要治疗目标	Ⅱa/B
不推荐 HDL-C 作为治疗目标	Ⅲ/C
不推荐 ApoB/$ApoA_1$ 和非-HDL-C/HDL-C 比值作为治疗目标	Ⅲ/C

2013 年国际动脉粥样硬化学会(IAS)发布的《全球血脂异常诊治建议》提出长期风险分级优于短期风险分级，并根据终生危险评估指导一级预防，对 LDL-C 水平进行长期临床干预。明确 LDL-C 的理想水平(生命中发生 ASCVD 风险最小的水平)和治疗目标(在特定的风险水平中所达到的一个可接受的低风险水平)在一级预防中非常重要。为尽可能将 LDL-C 水平控制在理想值范围内，非药物的生活方式干预仍然是所有有心血管病风险者都应尽力做好的一线治疗。针对高危人群的一级预防，理想的 LDL-C 水平应低于 2.6 mmol/L(100 mg/dL)或非-HDL-C 水平低于 3.4 mmol/L(130 mg/dL)。而在低危人群或缺乏其他危险因素的个体中，则理想 LDL-C 水平为低于 2.6～3.3 mmol/L(100～129 mg/dL)或非-HDL-C 水平低于 3.4～4.1 mmol/L(130～159 mg/dL)。2014 年英国国家优化卫生与保健研究所(NICE)《血脂管理指南更新》将开始治疗的阈值从 10 年心血管风险 20% 下调到 10%，大大扩展了他汀类药物治疗的适用范围，从而使更多患者能够得益于心血管病的一级预防(表 2-6)。

表2-6　2014年NICE指南推荐的一级预防策略

人群	一级预防策略
总体人群	推荐阿托伐他汀20 mg用于10年心血管风险≥10%的患者心血管病一级预防(基于QRISK2)
1型糖尿病患者	对年龄高于40岁、糖尿病史超过10年、合并肾病或其他心血管风险因素的1型糖尿病患者,推荐阿托伐他汀20 mg用于CVD一级预防
2型糖尿病患者	对于10年CVD风险≥10%的2型糖尿病患者,推荐阿托伐他汀20 mg一级预防(基于QRISK2)
慢性肾脏疾病患者	推荐阿托伐他汀20 mg 如果患者非HDL胆固醇水平降幅未达40%且肾小球滤过率估算值(eGFR)≥30 mL/(min·1.73m^2),建议增加剂量;对于eGFR<30 mL/(min·1.73m^2)的患者,可在肾病专科医生指导下用较高剂量

二级预防应该是全面的,要涵盖所有动脉硬化的危险因素,包括戒烟、控制血压、控制血糖等,这样才能收到最佳效果,适用于所有确诊的ASCVD患者,包括有冠心病、卒中、外周动脉疾病、颈动脉疾病或其他动脉粥样硬化性血管疾病史的患者。LDL-C的治疗目标各国指南的推荐略有不同。

2007年《中国成人血脂异常防治指南》中ACS和缺血性心血管病合并糖尿病属于极高危,LDL-C治疗目标值<2.07 mmol/L(80 mg/dL)。

2011年《ESC/EAS血脂异常管理指南》将极高危人群界定得更广泛,已有CVD、2型糖尿病(T2DM)或1型糖尿病(T1DM)伴微量白蛋白尿、单个危险因素很高或慢性肾脏病(CKD)患者均属于极高危或高危患者,需要积极管理所有危险因素,当高危和极高危患者的LDL-C水平高于2.6 mmol/L(100 mg/dL)和1.8 mmol/L(70 mg/dL)时,推荐立即启动药物治疗。同时对于心肌梗死患者,无论LDL-C水平如何均应启动他汀治疗,见表2-7;LDL-C治疗目标的建议见表2-8。

表 2-7 ACS 人群的治疗建议

异同		2011 年 ESC/EAS 指南	2007 年中国指南
相同		均属于极高危 均强调:无论基线 LDL-C 水平如何,都应尽早启动他汀治疗	
不同	启动时间	入院后 1 ~4 d 内	尽早(但无具体定义)
	治疗目标	LDL-C 水平低于 1.8 mmol/L (70 mg/dL)或在原有基线上降低幅度大于 50%	LDL-C 水平低于2.07 mmol/L (80 mg/dL)或在原有基线上降低幅度大于 40%

表 2-8 LDL-C 治疗目标的建议

危险程度	患者类型	目标值	证据等级
极高危	CVD、T2DM、T1DM 合并靶器官损害、中重度 CKD、SCORE 评分≥10%	LDL-C<1.8 mmol/L (70 mg/dL)或在原有基线上降低≥50%	Ⅰ/A
高危	单个危险因素显著升高 5% ≤ SCORE 评分<10%	LDL-C<2.6 mmol/L (100 mg/dL)	Ⅱa/A
中危	1% ≤SCORE 评分<5%	LDL-C<3.0 mmol/L (115 mg/dL)	Ⅱa/C
低危	SCORE 评分<1%	未推荐	—

2013 年《ACC/AHA 降低成人动脉粥样硬化性心血管风险血胆固醇治疗指南》提出根据风险等级不同,推荐不同血脂达标水平。指南的制定主要依据是固定剂量的他汀类药物治疗动脉粥样硬化性心血管病(非致命性心肌梗死、冠心病所致的死亡、非致命性和致命性卒中)的随机对照的临床试验结果。如果按照新的标准,以下 4 组患者在他汀类药物治疗中能够明显获益,推荐高剂量的他汀治疗:①临床上确诊的动脉粥样硬化性心血管病的患者(包括急性冠脉综合征、既往有心肌梗死病史、稳定和不稳定型心绞痛、冠状动脉或者其他动脉的血管成形术、卒中、短暂缺血发作或者外周动脉疾病);②基线时 LDL-C 水平不低于 4.9 mmol/L(190 mg/dL)的患者;③1 型或 2 型糖尿病患者,且 LDL-C 水平不低于 1.8 mmol/L(70 mg/dL);④按照

新的风险评估，计算出10年内动脉粥样硬化性心血管病发生风险不低于7.5%，且LDL-C水平不低于1.8 mmol/L(70 mg/dL)的患者。

不能耐受高剂量他汀类药物治疗的患者(曾经出现过他汀类药物不良反应，包括肾脏、肝脏损伤；其他严重合并症；既往有他汀类药物不耐受史，同时服用影响他汀类药物代谢的其他药物；年龄大于75岁；没有明确病因出现的谷丙转氨酶水平大于正常上限值的3倍)，以及10年内发生动脉粥样硬化性心血管病的风险小于7.5%的糖尿病患者，推荐中等剂量的他汀类药物治疗。

3. 调脂治疗药物　在冠心病的调脂治疗药物中，他汀类药物占有举足轻重的地位。2010年公布的胆固醇治疗试验(CTT)荟萃分析包括26项关于他汀类药物的随机试验，纳入超过170 000名患者。结果表明LDL-C水平每降低1 mmol/L，全因死亡下降10%，冠心病死亡下降20%，主要冠状动脉事件风险降低23%。他汀类药物的心血管获益与基线LDL-C水平无关，即使基线LDL-C水平低于2 mmol/L时，患者也能从他汀类药物治疗中获益。强化他汀类药物治疗与常规他汀类药物治疗相比，1年后两组患者的LDL-C水平相差0.51 mmol/L，而强化组的冠状动脉死亡和非致死性心肌梗死发生率降低13%，冠状动脉血运重建率降低19%。

他汀类药物疗法减少ASCVD的事件中，包括2010年CTT进行个体荟萃分析的RCT，高强度他汀类药物疗法平均降低LDL-C水平不低于≥50%，中强度他汀类药物疗法降低LDL-C水平30%～50%，低强度他汀类药物疗法降低LDL-C水平低于<30%。

目前的证据显示，服用不同的他汀类药物推荐最大剂量降低LDL-C水平的能力不同。他汀类药物所带来的临床益处来自LDL-C水平降低的程度，而与他汀类药物的种类无关(表2-9)，选择药物时可遵循下列流程。

(1)评估患者总体心血管风险。

(2)管理患者心血管风险因素。

(3)确定该患者所处的危险分层的LDL-C水平目标值。

(4)计算为达到该目标LDL-C水平需降低的百分比。

(5)选择一个能达到该目标值的他汀类药物。

(6)根据他汀类药物治疗的反应，逐渐加量滴定至合适剂量。

(7)如果单用他汀类药物不能达到目标值，考虑联合用药。

表2-9 他汀类药物对高胆固醇血症患者脂质和脂蛋白影响的比较

他汀类药物/mg					脂质和脂蛋白的改变水平/%			
阿托伐他汀	辛伐他汀	洛伐他汀	普伐他汀	氟伐他汀	TC	LDL-C	HDL-C	TG
—	10	20	20	40	-22	-27	4～8	-15～-10
10	20	40	40	80	-27	-34	4～8	-20～-10
20	40	80	—	—	-32	-41	4～8	-15～25
40	80	—	—	—	-37	-48	4～8	-20～30
80	—	—	—	—	-42	-55	4～8	-25～35

（二）调脂药物治疗方案

调脂治疗在冠心病的防治中占有重要的位置，在目前的指南中推荐患者在没有禁忌证的情况下尽早应用。他汀类药物能有效降低 TC 和 LDL-C 水平，还有延缓斑块进展、稳定斑块和抗炎等调脂以外的作用。所有冠心病患者，无论其血脂水平如何，均应给予他汀类药物，并根据目标 LDL-C 水平调整剂量。

1. 稳定型心绞痛的调脂治疗方案　他汀类药物降低胆固醇可明显减少冠心病患者的心血管事件和病死率。调脂治疗在冠心病防治中的初步结果表明，血浆胆固醇水平降低 1%，冠心病事件发生的危险性可降低 2%。基于从不同人群（包括血胆固醇水平明显升高或无明显升高的心血管病高危人群）的多个大规模临床研究一致显示，应用他汀类药物降脂治疗可显著降低各种心血管事件约 30%，降低脑卒中约 30%，且心血管事件绝对危险的下降程度与胆固醇下降的绝对值密切相关。冠心病一级、二级预防试验证明即使在血清胆固醇正常的情况下，应用他汀类药物也能降低冠心病死亡率和心脏事件（表 2-10）。阿托伐他汀与血管重建术比较研究（AVERT）证实对稳定型心绞痛患者预防心脏缺血性事件发生，积极的降脂治疗至少与介入治疗同样有效。

表 2-10 他汀类药物有关的大规模临床一、二级预防试验结果

临床预防试验	入选人次	药物	剂量	LDL-C 平均降低	冠状动脉事件降低	总死亡率降低
4S	4 444	辛伐他汀	20～40 mg	35%	34%	30%
CARE	4 159	普伐他汀	40 mg	32%	24%	—
LIPID	9 014	普伐他汀	40 mg	25%	24%	22%
WOSCOPS	6 596	普伐他汀	40 mg	26%	31%	22%
AFCAPS/TexCAPS	6 605	洛伐他汀	20～40 mg	25%	37%	—

根据2007年《中国慢性稳定型心绞痛诊断与治疗指南》，冠心病患者LDL-C水平的目标值应低于2.60 mmol/L(100 mg/dL)，对于极高危患者(确诊冠心病合并糖尿病或急性冠状动脉综合征)，治疗目标为LDL-C水平低于2.07 mmol/L(80 mg/dL)也是合理的。选择这一治疗目标还可扩展到基线LDL-C水平低于2.60 mmol/L(100 mg/dL)的极高危患者。为达到更好的降脂效果，在他汀类药物类治疗基础上，可加用胆固醇吸收抑制剂依折麦布10 mg/d。高三酰甘油血症或低高密度脂蛋白血症的高危患者可考虑联合服用降低LDL-C水平药物和一种贝特类药物(非诺贝特)或烟酸。高危或中度高危者接受降LDL-C水平药物治疗时，治疗的强度应足以使LDL-C水平至少降低30%～40%。

2.急性冠脉综合征的调脂治疗方案　ACS是由于斑块破裂或糜烂并发血栓形成、血管痉挛及微血管栓塞等多因素作用下所导致的急性或亚急性心肌供氧减少，可分为ST段抬高型心肌梗死(STEMI)和非ST段抬高急性冠脉综合征(NSTE-ACS)。

从病因及发病机制可以看出，稳定斑块、防止冠状动脉血栓形成发展显得尤为重要。有研究认为，动脉粥样硬化是一种慢性炎症性疾病。然而，LDL可能是这种慢性炎症的始动和维持的基本要素，他汀类药物除能显著降低LDL-C水平外，还具有抗炎、改善内皮功能、抑制血小板聚集的多效性。循证医学为冠心病患者从他汀类药物强化降脂中获益提供了充分的证据，MIRACL、PROVE-IT22、AtoZ等研究结果显示ACS患者应用他汀类药物治疗可显著减少心肌缺血事件再发，REVERSAL、ASTEROID、METEOR等研究则证实强化调脂治疗具有显著延缓动脉粥样硬化斑块进展的作用。因此,所有无禁忌证的STEMI患者入院后应尽早开始他汀类药物治疗,且无须考虑胆固醇水平(Ⅰ/A)。他汀类药物治疗的益处不仅见于胆固醇升高患者,也见于胆固醇正常的冠心病患者。所有心肌梗死后患者都应该使用他汀类药物将LDL-C水平控制在2.60 mmol/L(100 mg/dL)以下。现有的资料证实,对心肌梗死后的患者及早开始强化他汀类药物治疗可以改善其临床预后。

指南推荐NSTE-ACS患者应在入院24 h内测定空腹血脂水平(Ⅰ/C)。如无禁忌证,无论基线LDL-C水平如何,所有患者(包括PCI术后)均应给予他汀类药物治疗(Ⅰ/A),使LDL-C水平低于2.60 mmol/L(100 mg/dL(Ⅰ/A),进一步降至低于1.82 mmol/L(70 mg/dL)是合理的(Ⅱa/A)。如果三酰甘油水平不低于5.65 mmol/L,推荐在降低LDL-C水平前预防胰腺炎的治疗选用贝特类药物或烟酸。LDL-C水平达标后,长期维持治疗,有利于冠心病二级预防。

NSTE-ACS患者二级预防推荐:长期使用他汀类药物使LDL-C水平降至低于2.07 mmol/L(80 mg/dL)(Ⅰ/A),进一步降至低于1.82 mmol/L(70 mg/dL)是合理的(Ⅱa/A)。LDL-C水平未达标时,联合使用胆固醇吸收抑制剂或其他降脂药物。LDL-C水平达标后,若三酰甘油水平高于2.26 mmol/L,则联合使用贝特类药物或烟酸类药物(Ⅰ/B);三酰甘油水平高于1.70 mmol/L且改善生活方式治疗3个月后仍高时,应加用贝特类药物或烟酸类药物(Ⅱa/C)。

由于血脂异常与饮食和生活方式有密切关系,所以饮食治疗和改善生活方式是血脂异常治疗的基础措施。无论是否进行药物调脂治疗都必须坚持控制饮食和改善生活方式。

三、调脂药学监护原则和要点

血脂异常是动脉粥样硬化性心血管病的重要危险因素,降低胆固醇水平,尤其是LDL-C水平,可以显著降低心血管病的患病率和病死率。目前临床使用的调脂药物中,以他汀类药物应用最广泛,20年的循证历程奠定了此类药物在动脉粥样硬化性疾病一级和二级预防中的基石地位,因此他汀类药物的使用也是本章药学监护的重点。

(一) 调脂药学监护原则

药学监护首先需要进行评估，主要包括患者基本情况的评估和药学评估。

1. 基本情况评估　基本情况评估包括患者性别、年龄、体重、既往病史、现病史、用药史等信息，同时应详细了解患者生活方式，如饮食、运动情况等，重点关注患者既往用药史，尤其是调脂药物既往用药情况，掌握患者用药经验及依从性，了解患者是否曾经出现调脂药物相关的不良反应，为调脂药物的选择及有针对性进行药学监护和宣教提供参考。

2. 药学评估　药学评估包括对适应证、药物选择及疗效评估、风险评估、随访四部分内容。

(1) 适应证：首先需要评估患者是否有用药适应证。药师需要识别不必要的药物治疗，包括无适应证用药；重复治疗，即患者仅需要单个调脂药物治疗时，联合了多种调脂药物治疗；为避免药物不良反应而处方的药物，如为避免调脂药物可能导致的转氨酶升高而预防性使用护肝药物等情况。

(2) 药物选择及疗效评估：对于药物品种的遴选，一般首选他汀类药物。根据患者 LDL-C 或 TC 水平与目标值间的差距、不同他汀类药物特点(包括作用强度、安全性和药物相互作用等)及患者的实际情况选择合适的他汀类药物，同时也需要评估所选药物是否存在剂量过高或过低、给药频次及给药时间是否合适等。

治疗期间还需动态监测血脂，尤其 LDL-C 水平，评估药物疗效。如血脂水平较高，单用一种他汀类药物的标准剂量不足以达到治疗要求，可以选择他汀类药物与其他降脂药联合治疗。

(3) 风险评估：风险评估尤其重要，他汀类药物主要风险为肌病，建议重点监护存在肌病高危因素的患者，包括老年患者(尤其年龄>80 岁者)；身体瘦小纤弱女性患者；大剂量他汀药物的使用者；与贝特类等药物的联合使用者；合并多系统疾病者，如慢性肾功能不全，尤其糖尿病肾病；甲状腺功能减退者；处于围术期等其他情况的患者。

药师首先应对症状进行监测，关注患者是否出现肌肉症状，通常表现为沉重感、僵硬感或痛性痉挛，多为累及近端肌肉的对称性疼痛，一般伴有乏力或乏力是仅有的临床表现。如患者出现肌肉症状，药师还应评估是否存在诱发和加重肌病的情况，例如剧烈运动、同时给予 CYP3A4 抑制剂、滥用酒精等因素，对症状严重者可立即停药，并及时复查肌酸激酶、肌红蛋白等实验室指标。此外，为避免与常见心血管药物相互作用导致不良反应，还应对合并用药进行评估。

(4)随访：随访目的为评价长期调脂药物治疗对患者产生的积极或不良影响，可采用电话随访或与患者面对面对话以获取相关信息，包括治疗效果、药物不良反应等内容，该方法也是发现新的药物治疗问题的有效途径。经随访评估后，若患者未达治疗目标或出现新的治疗问题，应及时与患者主管医生沟通，调整治疗方案或采取适当措施解决问题。

(二)调脂药学监护要点

1.疗效监护　本节涉及的心血管病主要为冠心病和外周动脉疾病，目的是降低近、远期心血管事件发生率和死亡率，最终改善患者预后。根据目前指南推荐，目标为 LDL-C 水平达到 1.8 mmol/L(70 mg/dL)，如不能降到 1.8 mmol/L，则以降低 50% 为标准，即遵循“1850”原则。

疗效监护要点：患者入院后应常规在 24 h 内进行基线血脂水平检测，为长期他汀类药物选择及目标值确定提供参考。建议 LDL-C 水平低于 1.8 mmol/L(70 mg/dL)或降幅大于 50%，他汀类药物治疗 3～6 个月后应复查血脂水平，并可适当调整他汀类药物剂量，确保达到目标值。

2.与心血管病常用药物联合应用时的药学监护　超过 50% 的不良反应是他汀类药物与其他药物发生相互作用所致，尤其心血管病患者，使用的抗心律失常药物、钙离子拮抗剂等都可能使他汀类药物生物利用度增加，血药浓度升高，从而增加不良反应，特别是肌病风险，对于存在高龄、肝肾功能异常、曾有他汀类药物不良反应史、低体重、甲状腺功能减退等高危因素患者尤是如此。因此不良反应监护中，药物相互作用尤其重要。

(1)胺碘酮：胺碘酮为广谱抗心律失常药物，在心内科应用广泛，该药也是细胞色素 P450 同工酶 CYP3A4 抑制剂，可增加由此酶代谢的他汀类药物的血药浓度，从而增加毒性危险。目前已有较多关于他汀类药物与胺碘酮合用时增加罕见横纹肌溶解发生的报道，而一旦发生，患者除肌肉损害外，还可能出现严重肾损害，甚至发展成为肾衰竭并导致死亡。FDA 就药物联用的安全性问题发出过多次警告，并修改说明书以黑框警示，提醒临床注意药物合用风险药品说明书中对辛伐他汀和胺碘酮联用有明确剂量限制，其他经 CYP3A4 酶代谢的他汀类药物与胺碘酮联用时也不建议使用高剂量。

(2)钙离子拮抗剂:钙离子拮抗剂能通过抑制 CYP3A4 升高他汀类药物的血药浓度。Jacobson 研究发现,普伐他汀单用和与维拉帕米合用相比较,普伐他汀的药动学没有明显的影响;但辛伐他汀与维拉帕米合用,与单用辛伐他汀相比,辛伐他汀的 AUC 增加约 4 倍,C_{max} 增加 5 倍。已有辛伐他汀与钙离子拮抗剂联用出现横纹肌溶解的报道。根据现有证据,FDA 对辛伐他汀与钙离子拮抗剂(维拉帕米、地尔硫䓬、氨氯地平)联用时给出明确剂量限制。

(3)抗栓药物:如华法林、氯吡格雷。

华法林:目前有华法林联合使用他汀类药物,患者国际标准化比值(INR)升高的个案报道,但并不明确,也未见华法林升高他汀类药物血药浓度相关报道。建议两药联用期间,可根据需要适当监测 INR。

氯吡格雷:虽然有氯吡格雷和他汀类药物(阿托伐他汀、洛伐他汀、辛伐他汀)合用时,发生横纹肌溶解的报道,其可能机制是他汀类药物与氯吡格雷竞争性结合 CYP3A4 的结合位点;一些小样本研究也提示经 CYP3A4 代谢的他汀类药物会降低氯吡格雷抗血小板的能力。但目前仍然缺乏足够证据支持他汀类药物与氯吡格雷之间有无相互作用。建议药师在临床实践中可以密切观察两药联用可能出现的不良反应。

(4)地高辛:地高辛是 β 糖蛋白抑制剂,已有辛伐他汀与地高辛合用,引起重度横纹肌溶解的报道;他汀类药物也能通过抑制 β 糖蛋白,使地高辛排入肠腔受阻,使后者血药浓度升高。建议联合使用两药前评估肌病风险,关注患者是否出现肌肉症状;对同时合并高龄、低体重、肾功能受损、心力衰竭、低血钾等洋地黄中毒的高危因素的患者,也须密切监测患者是否出现洋地黄中毒表现,必要时监测地高辛血药浓度。

药物联用监护要点:为了提高他汀类药物使用的安全性,应指导患者认识和报告他汀类药物所致肌肉方面的症状,当必须使用与他汀类药物代谢有相互作用药物时,注意调整他汀类药物的种类或剂量以减少药动学方面的相互作用。需要注意的是,由于不同个体对他汀类药物的剂量敏感性存在差异,且临床存在很多混杂因素,因此很难量化药物相互作用的影响。但药师在临床实践过程中仍然有必要重视存在潜在相互作用的联合用药,避免药物严重不良反应发生。

3. 随访监测指标

(1)肌酸激酶(CK):不同他汀类药物的严重肌肉不良事件发生率存在差别,但总体发生率低,无症状的轻度CK水平升高较常见。建议在他汀类药物治疗开始前检测CK水平,治疗开始后,除非出现肌肉症状(肌痛、乏力),或出现提示肌力下降、肌红蛋白尿等肌毒性的体征,否则不推荐常规监测CK水平。

(2)肝功能:在开始他汀类药物治疗前应进行转氨酶(AST、ALT)检测,了解基线水平,之后根据临床情况进行检测。所有他汀类药物治疗均可引起转氨酶升高,发生率不到0.5%~2.0%,且呈剂量依赖性,减少他汀类药物剂量通常可逆转。单纯转氨酶升高不代表肝脏损伤,与他汀类药物治疗相关的肝功能衰竭病例罕见,且在个体患者中无法预测,所以常规定期监测对于发现或预防严重肝损伤并无积极作用。因此,不建议常规定期检测转氨酶。

转氨酶水平低于3倍正常上限值的升高不应视为他汀类药物治疗的禁忌证。如果转氨酶水平高于3倍正常上限值或有较大幅度的持续升高,应暂时中断他汀类药物治疗,待转氨酶正常后再考虑继续或换用他汀类药物治疗。非酒精性脂肪肝、慢性肝病、代偿性肝硬化均不是他汀类药物治疗的禁忌证。但已有严重急性肝损伤或活动性肝炎患者应该慎重评价获益与风险的关系。

(3)甲状腺功能:甲状腺功能减退症患者使用他汀类药物容易发生肌病,原因可能为甲状腺功能减退可致胆固醇升高,未纠正的情况下使用他汀类药物,降脂疗效欠佳,而加大剂量则易引起肌病,故建议初始治疗前获取甲状腺功能指标基线资料,如有甲状腺功能减退情况存在,应先予纠正,避免肌病发生。

(4)血糖:他汀类药物治疗轻微增加新发糖尿病风险。2012年FDA批准他汀类药物说明书的变更,新说明书指出,他汀类药物可以提高血糖和糖化血红蛋白水平。一项涉及13项他汀类药物临床研究的荟萃分析结果显示,在平均4年时间的随访过程中,发现91 140名患者中有4 278名患者出现了新发的糖尿病,而他汀类药物治疗组与对照组相比增加了9%的新发糖尿病,目前循证证据表明不同类型他汀类药物在引起新发糖尿病方面无明显差异。

虽然他汀类药物治疗轻微增加新发糖尿病风险，但其心血管获益远大于新发糖尿病风险，因此，目前指南并未改变现有的治疗推荐。考虑本章涉及的心血管病患者需要长期使用他汀类药物，建议对无合并糖尿病患者在获取基线血糖水平的基础上，每6～12个月可复查血糖水平；对合并空腹血糖受损或合并代谢综合征的冠心病的患者，建议每3～6个月复查血糖水平及HbA1c水平。

随访监测指标监护要点：患者入院后常规进行CK、肝肾功能、甲状腺功能、血糖等检测，了解基线情况，之后根据临床需要进行检测，及时发现潜在不良反应。如用他汀类药物后发生明显的不良反应，例如肌痛、乏力，CK、ALT、AST水平升高超越安全限度，应积极寻找原因，并可根据检查结果评估是否需要减量或立即停止使用他汀类药物，待相关指标恢复正常后，重新评估是否继续用药。

中国患者血脂治疗现状不容乐观，2013年公布的“DYSIS-China研究”是目前中国血脂领域最有代表性的研究之一。研究结果显示，中国人群使用他汀类药物单药治疗的患者比例为87.1%，LDL-C水平的达标率仅为61.5%；极高危和高危患者中，LDL-C水平的达标率分别仅为39.7%和54.8%。再者他汀类药物必须长期服用才能获益，且存在较为复杂的药物相互作用。因此如何在安全用药的前提下，选择合适的药物及适当的剂量尤其重要，药师应在其中发挥积极作用，尤其药物相互作用方面。当然，需要明确的是，调脂治疗固然重要，但仅仅是手段，降脂幅度或达标比例只是一个中间指标，降低心血管事件发生风险，达到动脉粥样硬化性疾病的防治才是最终目的。

第四节　脑血管病调脂治疗的药学监护

一、疾病概要

脑血管病是指脑血管病变引起的脑功能障碍。主要好发于中老年人，有发病率高、病死率高、致残率高和复发率高的“四高”特点，与心脏病和恶性肿瘤占人类自然死亡原因的前3位。

急性脑血管病主要分为缺血性脑血管病和出血性脑血管病。多数脑血管病发生是由高血压、高血糖、高血脂、心脏病、吸烟等危险因素引起的脑动脉粥样硬化导致。血脂异常包括高胆固醇血症、高密度脂蛋白降低、低密度脂蛋白增高及高三酰甘油血症都是动脉粥样硬化的危险因素。粥样硬化性闭塞或血栓形成,是造成缺血性脑血管病的核心环节。因为脂质代谢异常等原因,脑动脉内膜同样会形成类似粥样的脂质斑块,由于斑块内新生的血管破裂形成血肿,使斑块进一步隆起,以至于闭塞管腔,导致供血中断;或因斑块表面纤维帽破裂,粥样物质进入血流和坏死组织形成胆固醇栓子,引起动脉管腔狭窄。

二、调脂药物治疗原则和方案

(一)调脂药物治疗原则

1. 调脂治疗目标　对 LDL-C 的干预是缺血性卒中或短暂性脑缺血发作(TIA)卒中一级和二级预防策略的最重要组成部分。此外,观察性研究资料显示,除 LDL-C 外的其他血脂指标与卒中风险具有独立相关性。血清 TG 水平升高与缺血性卒中和大动脉粥样硬化性卒中相关,血清 HDL-C 水平低与缺血性卒中有关,脂蛋白 a 升高与卒中事件有关。

2. 调脂治疗药物　他汀类药物能显著降低 LDL-C 水平。目前针对卒中二级预防的大型研究,仅有发表于 2006 年的通过降低胆固醇水平的卒中预防研究(SPARCL),其入选 4 731 名无冠心病史、LDL-C 水平介于 2.6 ~ 4.9 mmol/L(100 ~ 190 mg/dL)的卒中或 TIA 患者,随机给予阿托伐他汀 80 mg或安慰剂。平均中位随访时间超过 4.9 年,11.2% 服用阿托伐他汀的患者出现卒中事件;与此同时,13.9% 服用安慰剂的患者出现卒中事件(*HR*, 0.84;95% *CI*,0.71 ~ 0.99;*P* = 0.03)。高剂量阿托伐他汀组与安慰剂组相比,5 年心血管事件风险下降 3.5%(*HR*,0.80;95% *CI*,0.69 ~ 0.92;*P* = 0.002)。高剂量阿托伐他汀组肝酶或肌酸激酶升高发生率高于安慰剂组,但未发生肝衰竭或肌病。多项临床试验证实它能在不明显增高颅内出血(ICH)风险的情况下有效降低首次卒中风险。包括各种降脂治疗(包括他汀类药物、氯贝丁酯、烟酸、胆酸多价螯合剂、饮食)的大型荟萃分析显示,只有他汀类药物可以降低脑卒中的危险,他汀类药物可以预防全身动脉粥样硬化性病变的进展,降低脑卒中复发风险。并且作为一级预防的药物治疗,长期的他汀类药物治疗在心脑血管显著获益的同时并不显著增加脑出血的风险。用来治疗高血清TG、低HDL-C水平及高脂蛋白a的药物包括贝特类药物、烟酸、胆固醇吸收抑制药，但缺乏资料来确定这些药物在降低复发性卒中风险方面的效果。虽然对涉及贝特类药物和烟酸的临床试验进行的系统评价和汇总分析证实或提示其在降低任何卒中风险方面有益，但其中很多研究要么是在他汀类药物成为标准治疗方案之前进行的，将所有卒中类型混合在一起进行分析；要么主要是对首次卒中风险进行的探讨。因此，目前对于缺血性卒中和TIA的调脂治疗药物中仅有他汀类药物为各国指南所推荐。

（二）调脂药物治疗方案

根据2014年美国心脏协会（AHA）和美国卒中协会（ASA）卒中一级预防指南，对于10年心血管事件高风险的患者，推荐使用他汀类药物进行一级预防，根据风险等级不同，推荐不同血脂达标水平的具体内容同2013年《ACC/AHA降低成人动脉粥样硬化性心血管风险血胆固醇治疗指南》。

目前没有大样本RCT专门根据LDL-C目标值评估治疗卒中或TIA患者的获益情况，所以在这些患者中以特定LDL-C目标进行卒中二级预防的获益尚未最终确定，包括2011年《ESC/EAS血脂异常管理指南》、2016年《中国成人血脂异常防治指南（2016年修订版）》所规定LDL-C下降目标值均从现有的数据进行推测。因此2014年AHA/ASA和中华医学会神经病学分会在各自的关于卒中和TIA患者的卒中预防指南中，对于卒中二级预防未提出LDL-C下降目标值。推荐意见如表2-11。

表 2-11　2014 年《中国缺血性脑卒中和短暂性脑缺血发作二级预防指南》和 2014 年《AHA/ASA 卒中和短暂性脑缺血发作(TIA)二级预防指南》对血脂异常的推荐意见的比较

2014 年《中国缺血性脑卒中和短暂性脑缺血发作二级预防指南》		2014 年《AHA/ASA 卒中和短暂性脑缺血发作(TIA)二级预防指南》	
推荐	证据级别	推荐	证据级别
对于非心源性缺血性脑卒中或 TIA 患者,无论是否伴有其他动脉粥样硬化证据,建议高强度他汀类药物,目标是使 LDL-C 水平降至 1.8 mmol/L以下或使 LDL-C 水平下降幅度不低于 50%	Ⅰ级推荐 A 级证据	假定动脉粥样硬化性缺血性卒中或 TIA 患者,如果 LDL-C:水平不低于 2.6 mmol/L,无论有无其他临床 ASCVD 的证据,均推荐给予强化他汀类药物治疗	Ⅰ级推荐 B 级证据
对于 LDL-C 水平低于 2.6 mmol/L 的缺血性脑卒中或 TIA 患者,推荐高强度他汀类药物治疗	Ⅱ级推荐 C 级证据	假定动脉粥样硬化性缺血性卒中或 TIA 患者,如果 LDL-C 水平低于 2.6 mmol/L 且无其他临床 ASCVD 的证据,也推荐给予强化他汀类药物治疗	Ⅰ级推荐 C 级证据
对于有颅内外大动脉粥样硬化性狭窄(狭窄率为 70%～99%)导致的缺血性脑卒中和 TIA 患者,推荐高强度他汀类药物治疗,建议目标 LDL-C 水平低于 1.8 mmol/L	Ⅰ级推荐 B 级证据	伴有主动脉弓粥样硬化斑块证据的缺血性卒中和 TIA 患者,推荐给予他汀类药物治疗	Ⅰ级推荐 B 级证据
老年人或合并严重脏器功能不全的患者,初始剂量不宜过大	Ⅱ级推荐 B 级证据	—	—

从表 2-11 中可以看出,推荐意见大致相同,区别在于以下几个方面。

(1)尽管缺乏充分证据,中国指南仍出于临床评估他汀类药物疗效和依从性的重要参考,制定了 LDL-C 目标值。

(2)美国指南提出对伴主动脉弓斑块形成导致的卒中或 TIA 患者使用

他汀类药物，但主动脉弓斑块即被认为是动脉粥样硬化的证据。因此，这类患者同样需要高强度他汀类药物治疗。

(3)中国指南特别强调了对于颅内外大动脉粥样硬化性狭窄导致的卒中或TIA患者应用高强度他汀类药物治疗，与指南中其他推荐相符。

(4)中国指南强调老年人或合并严重脏器功能不全的患者，初始剂量不宜过大，美国指南虽未提出，但其降脂的细则均参照2013年美国《ACC/AHA降低成人动脉粥样硬化性心血管风险血胆固醇治疗指南》，该指南同样提出年龄不低于75岁的患者应接受中等强度他汀类药物治疗，二者实际上对这部分人群的推荐意见基本一致。

此外，《中国成人血脂异常防治指南(2016年修订版)》对于卒中的调脂治疗推荐意见与2014年《中国急性缺血性脑卒中诊治指南》相同。

因此对于缺血性卒中或TIA的一级预防，调脂治疗方案可完全参考心血管病调脂治疗。而对于缺血性卒中或TIA的二级预防，心源性的缺血性脑卒中或TIA调脂治疗方案同样完全参考心血管病调脂治疗。对于非心源性的缺血性脑卒中或TIA患者，除非年龄不低于75岁或合并严重脏器功能不全，均应使用高强度他汀类药物(阿托伐他汀40～80 mg或瑞舒伐他汀20 mg)治疗。其中值得关注的是瑞舒伐他汀因考虑到人种差异及肾功能影响，未批准40 mg剂量。

三、调脂药学监护原则和要点

目前脑血管病临床使用的调脂药物中，仅他汀类药物有循证医学证据，因此他汀类药物的使用是本节药学监护的重点。

(一)调脂药学监护原则

药学监护首先需要进行评估，主要包括患者基本情况的评估和药学评估。

(二)调脂药学监护要点

1.疗效监护　患者入院后应常规在24 h内进行基线血脂水平检测，为长期他汀类药物选择及目标值确定提供参考。因为治疗目标基本同心血管病，建议LDL-C水平达到低于1.8 mmol/L(70 mg/dL)或降幅大于50%，他汀类药物治疗3～6个月后应复查血脂水平，并可适当调整他汀剂量，确保达到目标值。

2. 与脑血管病常用药物联合应用时的药学监护　脑血管病患者，常用的华法林、地高辛、降压药中钙离子拮抗剂等可能使他汀类药物生物利用度增加，血药浓度升高，从而增加不良反应，特别是肌病风险，尤其对于存在高龄、肝肾功能异常、曾有他汀类药物不良反应史、低体重、甲状腺功能减退等高危因素患者，风险更高。其他脑血管病用药较少与他汀类药物发生相互作用。因此不良反应监护中，药物相互作用尤其重要。相互作用信息见表2-12。

表2-12　他汀类药物与常见脑血管病药物相互作用信息

<table>
<tr><th>药物</th><th>辛伐他汀</th><th>氟伐他汀</th><th>瑞舒伐他汀</th><th>阿托伐他汀</th><th>普伐他汀</th></tr>
<tr><td>氨氯地平</td><td>剂量不高于40 mg/d</td><td>无临床显著影响</td><td>—</td><td>—</td><td>—</td></tr>
<tr><td>华法林</td><td colspan="2">开始、结束及调整他汀类药物时监测INR</td><td colspan="3">无临床显著影响</td></tr>
<tr><td>地高辛</td><td>需监测地高辛血药浓度</td><td>无临床显著影响</td><td>—</td><td>需监测地高辛血药浓度</td><td>普伐他汀AUC有增高趋势</td></tr>
</table>

注：以上信息主要参考药品说明书。

第三章 吸入制剂特殊人群的药学监护

第一节 老年用药者的药学监护

老年患者在使用吸入制剂时，药师应从两个方面给予全面的用药监护，一方面提高老年患者的用药依从性和准确性；另一方面确保老年患者用药的安全性和有效性。

一、糖皮质激素

2014 版《全球哮喘防治策略》中指出，吸入大剂量糖皮质激素的哮喘患者可能会引发骨质疏松和骨折，但是吸入小剂量糖皮质激素的患者可能会避免这种风险。老年患者使用糖皮质激素易发生高血压和糖尿病，老年患者尤其是更年期后的女性患者使用糖皮质激素易加重骨质疏松症，故应避免长期、大剂量使用本药。特别对于绝经期妇女每日吸入倍氯米松大于 2 mg或相当剂量的其他激素，应当对患者进行密切监测并给予积极的类固醇致骨质疏松症管理。

1. 布地奈德粉吸入剂（吸入用布地奈德混悬液、布地奈德鼻喷剂） 临床研究表明，本药对老年患者的安全性和有效性与年轻患者相同。为减少不良反应的发生，老年患者应谨慎使用全身用皮质激素，应尽可能使用最小有效剂量、持续最短的时间。其他报道的临床或医学监测经验未发现老年及年轻患者在疗效方面有差异。一般而言，老年患者的剂量选择应谨慎，通常从剂量范围下限开始，同时应考虑到老年患者的肝、肾、心功能，合并症或其他药物治疗。

2. 曲安奈德鼻喷雾剂　目前完成的曲安奈德鼻喷雾剂的临床研究未纳入足够数量的65岁以上的受试者,因此无法确定老年患者与年轻患者之间是否存在疗效差异。其他报道的临床经验未发现老年患者与年轻患者之间存在差异。通常,老年患者应从低剂量开始使用,同时应当考虑患者的肝、肾、心脏功能、合并症或其他药物治疗。

3. 丙酸倍氯米松气雾剂　老年患者无须调整剂量。

4. 丙酸氟替卡松吸入气雾剂(丙酸氟替卡松鼻喷剂)　老年患者使用本药气雾剂和鼻喷雾剂时无须调整剂量。

5. 糠酸莫米松鼻喷雾剂　在一项临床研究中,共203名64岁以上(64～86岁)的患者接受本品治疗,剂量为50 mg,共3个月。此人群中被报道的不良反应在类型和影响范围上与年轻患者群中报道的不良反应类似。

二、支气管扩张剂

吸入用支气管舒张剂是预防或缓解哮喘和COPD患者症状的必需药物,目前临床常用的包括短效 β_2 受体激动剂(SABA)、长效 β_2 受体激动剂(LABA)和抗胆碱药。

(一)SABA

老年人在应用 β_2 受体激动剂时应注意以下两点:①老年患者如同时患有心脏病,为避免 β_2 受体激动剂的不良反应,应严格掌握按需吸入的原则,当吸入次数过多或吸入剂量增加时,危险性往往会加重,特别是容易引起各种心律失常。②老年患者由于各种原因如体弱无力、动作不协调,使用MDI吸入 β_2 受体激动剂比较困难,导致疗效不佳,为此应推荐使用贮雾器或应用干粉剂。

下面介绍老年患者在使用临床常用的短效 β_2 受体激动剂时的剂量调整方案。

1. 沙丁胺醇气雾剂　老年患者的起始用药剂量应低于推荐的成年患者剂量。如果没有达到充分的支气管扩张作用,应逐渐增加剂量。

2. 特布他林气雾剂　60岁以上的老年患者应慎用本药的气雾剂和吸入粉雾剂。

(二)LABA

美国哮喘教育和预防项目(NAEPP)专家组认为,单独应用低剂量的吸入型皮质类固醇激素症状不能很好地控制哮喘症状的患者，可增加吸入激素的剂量，或者加用另外一种药物如长效 β_2受体激动剂。

下面介绍老年患者在使用临床常用的长效 β_2受体激动剂时的剂量调整方案。

1. 沙美特罗气雾剂　在临床试验中，老年患者与年轻患者相比，在使用沙美特罗气雾剂的安全性方面无显著性差异。但是，当与其他 β_2受体激动剂合用时，同时存在心血管疾病的老年患者应当特别小心。来自于 COPD 受试者的临床试验数据表明，与年轻患者相比，65 岁以上患者的第 1 秒用力呼气量（FEV_1）改善率较低。但是，基于目前的数据，在老年患者中无须调整沙美特罗气雾剂的使用剂量。

2. 福莫特罗气雾剂　在一项福莫特罗气雾剂治疗慢性哮喘的临床试验中，共 318 名 65 岁以上的老年患者和 39 名 75 岁以上的老年患者参与。老年患者与年轻患者相比，在使用沙美特罗气雾剂的疗效和安全性方面无显著性差异。因此，老年患者用药无须调整剂量。但目前观察到 75 岁以上的老年患者使用该药发生肺部感染的频率更高，但目前尚未确立其与福莫特罗之间的因果关系。其他报道的临床用药经验也未发现老年患者与年轻患者之间在疗效方面存在差异，但尚不能排除一些老年患者敏感性更高的情况。

（三）抗胆碱药

目前临床常用的抗胆碱药物有异丙托溴铵气雾剂（吸入用溶液）及噻托溴铵粉吸入剂。抗胆碱药常见的不良反应包括心动过速、心悸、眼部调节障碍、胃肠动力障碍和尿潴留等，通常是可逆性的，但对已有尿道梗阻的患者，其尿潴留危险性增高。前列腺增生或膀胱癌颈部梗阻的老年患者应慎用，用药剂量参见下文。

1. 吸入用异丙托溴铵溶液　一项在 29 名 COPD 患者中进行的药动学研究表明，65 岁以上的老年患者与年轻患者的异丙托溴铵的药动学特征基本一致。因此，老年患者可以按推荐剂量使用。

2. 噻托溴铵粉吸入剂　老年患者可以按推荐剂量使用。

三、复方制剂

对于重症 COPD 和哮喘患者，除应用单一 β_2受体激动剂或糖皮质激素外，临床应用β_2受体激动剂和糖皮质激素的复方制剂更为常见。这样可提高患者用药的依从性，确保治疗给药及时可靠。

1. 沙美特罗替卡松粉吸入剂　有研究显示，65岁及65岁以上的老年患者用药的安全性和有效性并无差异，但敏感性有所增加。

2. 布地奈德福莫特罗粉吸入剂　老年患者无须调整剂量。

四、黏痰溶解剂

尽管少数COPD患者使用黏痰溶解剂雾化吸入可获益，但整体而言，疗效并不显著，因此黏痰溶解剂目前未被推荐为COPD的常规用药。吸入给药有可能加重气道高反应性，因此老年患者应慎用。

1. 乙酰半胱氨酸雾化吸入液　伴有严重呼吸功能不全的老年患者慎用。

2. 糜蛋白酶雾化吸入液　没有证据表明可以吸入中、小气道产生治疗作用，因此老年患者最好避免使用。鉴于超声雾化可使雾化液体加热致蛋白酶变性，因此禁用超声方式进行雾化治疗。同时在数种糜蛋白酶注射液说明书中提到眼压高、角膜变性的白内障患者及玻璃体有液化倾向患者禁用。由于老年患者发生白内障的比例较高，因此需注意此禁忌。

五、抗菌药物

近20年来研究最多的是吸入型氨基糖苷类抗生素(妥布霉素)。数项设计良好的随机对照试验结果显示，长期吸入妥布霉素可有效降低稳定期支气管扩张患者的痰菌负荷，提高痰中铜绿假单胞菌的清除率，且细菌耐药率和新致病微生物的出现率低；同时吸入抗生素可改善患者的临床症状，减轻病情，降低患者的住院率。目前妥布霉素经FDA批准用于雾化吸入治疗囊性纤维化疾病。

妥布霉素雾化吸入液：美国FDA批准上市的妥布霉素雾化吸入液(TOBI Podhaler)的说明书中提到，由于TOBI Podhaler临床研究未纳入足够数量的65岁以上的受试者，因此无法确定老年患者与年轻患者之间是否存在差异。不过妥布霉素主要经肾脏排泄，因此在肾功能损伤患者中发生不良反应的风险增高。由于老年患者的肾功能可能会下降，所以应当监测肾功能。

2005年在*Chest*杂志上发表的一项妥布霉素雾化吸入治疗支气管扩张疾病的实验性研究中，纳入的患者平均年龄为65岁，基本可以认为是在老年患者中开展的临床研究。在为期12周的疗程中，患者出现的最常见的不良反应包括咳嗽、呼吸困难、痰多。同时女性较男性发生喉咙嘶哑、头痛等不良反应的比例更高。另外，老年患者的肌酐清除率平均下降(11.0±24.2)mL/min，以男性更为显著。因此，老年患者应慎用，且在用药期间应监测肾功能。肾功能正常者用药后也可能产生听力减退。老年患者应采用较小剂量或延长给药间隔，以与其年龄、肾功能和第Ⅷ对脑神经的功能相适应。

六、其他

1. 色甘酸钠气雾剂　色甘酸钠在成人哮喘的长期治疗中作用有限，仅对轻度持续性哮喘和运动性哮喘有效；抗炎作用微弱，其疗效低于小剂量吸入型糖皮质激素。不良反应较为少见，主要是吸入治疗时出现的咳嗽和咽喉疼痛。

2. 盐酸赛洛唑啉鼻用喷雾剂　本品在2 min内缓解鼻塞，药效持续时间长达12 h，老年患者不应超过推荐剂量使用。

鼻喷型流感疫苗Flu Mist没有被批准在≥65岁的个体中使用。研究患有高风险医学情况受试者(n=200)的安全性，结果显示，与对照组比较，Flu Mist接受者有较高的喉痛率。Fhi Mist没有被批准在50～64岁的个体中使用。在研究AV 009中，50～64岁的个体(n=641)没有证实其有效性。

3. 扎那米韦吸入粉雾剂　老年患者(≥65岁)使用扎那米韦的经验有限。但是基于扎那米韦的药动学特性，老年患者无须调整用药剂量。

4. 鲑鱼降钙素鼻用粉雾剂(鲑鱼降钙素鼻喷剂)　老年人应用无须调整剂量。但高龄患者慎用本药，年龄>65岁的患者在使用降血钙素鼻用喷雾时的鼻腔不良反应发生率可能更高。

5. 伊洛前列素雾化吸入溶液　老年患者的用药剂量与年轻患者相同，无须调整剂量。

6. 酒石酸布托啡诺鼻喷剂　老年人对本药的不良反应较敏感，易出现肾功能减退，且药物的体内消除半衰期可能延长，故老年人用药需谨慎。建议延长用药间隔时间，重复用药需间隔4～5 h。

7. 双氢麦角胺鼻喷剂　目前尚未在65岁以上的老年患者中进行该药的安全性和疗效评价，因此不建议该药用于65岁以上的老年患者。

8. 醋酸去氨加压素鼻吸入剂　老年患者应使用较低的初始剂量，如用药应监测肾功能。开始治疗时年龄超过65岁的患者不推荐使用本药（出现低钠血症的概率较高，尤其可能导致水、电解质紊乱）。

第二节　肝、肾功能异常者的药学监护

在使用吸入制剂时，药师应给予肝、肾功能不全患者细致的用药监护。一方面提高肝、肾功能不全患者的用药安全性和有效性；另一方面及时监测任何潜在的药物不良反应并给予调整。

肝功能不全容易使血药浓度过高而引起不良反应或药物浓度过低而不能达到应有的疗效，因此肝功能不全患者用药时需注意药物的药动学特征和剂量调整，应考虑到吸入制剂中活性药物的以下几个方面。①代谢途径和代谢酶的活性；②蛋白结合率的高低；③是否主要经肝脏转化为有活性的药物而发挥作用；④是否主要经胆汁排泄；⑤治疗窗的宽窄。

肝功能不全患者在使用吸入制剂时应把握以下用药原则。①尽量选择不经肝脏代谢和对肝脏毒性小的药物；②精简用药，少用或不用无特异性治疗作用的药物；③避免选用经过肝脏代谢的前体药物，直接选用活性母药；④评估肝功能程度，结合药物的肝脏清除程度选择用药；⑤充分考虑肝功能障碍时机体对药物敏感性的变化，停用和防止再次使用引起肝损伤的药物（避免同类结构/作用）。

肾功能不全患者用药应该注意根据患者的肾功能损伤程度、药物代谢途径、药动学特点进行相应的药物剂量调整。可通过减少每次的药物剂量或延长给药时间间隔进行调整，特殊药物还应进行药物浓度监测。肾功能不全患者用药应避免选用有肾毒性的药物，在保证疗效充分的同时，应通过调整给药剂量或时间间隔来尽量减少药物不良反应，以免加重肾脏损害。

本节将根据相关临床指南及药品说明书等，阐述肝、肾功能不全患者吸入制剂的剂量调整方案、安全性及注意事项（表3-1）。

表 3-1　肝、肾功能不全患者吸入制剂使用

药品名称	肝功能不全	肾功能不全
糖皮质激素		
布地奈德粉吸入剂、吸入用布地奈德混悬液、布地奈德鼻喷剂	主要经肝脏代谢，血药浓度增加，应密切监测	可能发生体液潴留，应慎用
曲安奈德鼻喷雾剂	暂无资料	暂无资料
丙酸倍氯米松气雾剂	无须调整剂量	无须调整剂量
丙酸氟替卡松吸入气雾剂	无须调整剂量	无须调整剂量
糠酸莫米松鼻喷雾剂	暂无资料	暂无资料
支气管扩张剂		
沙丁胺醇气雾剂	肝功能不全可造成沙丁胺醇的蓄积	需减少剂量以防止过度或延长的药物作用
特布他林气雾剂	建议按需短期使用	建议按需短期使用
沙美特罗干粉剂	主要经肝代谢，可能会导致蓄积，应密切监测	暂无资料
福莫特罗干粉剂	无须调整剂量	无须调整剂量
异丙托溴铵气雾剂	无须调整剂量	无须调整剂量
噻托溴铵粉吸入剂	无须调整剂量	按推荐剂量使用噻托溴铵 对于中到重度肾功能不全患者（肌酐清除率≤50 mL/min），同时应予以密切监控
复方制剂		
沙美特罗替卡松粉吸入剂	暂无资料	无须调整剂量
布地奈德福莫特罗粉吸入剂	严重肝硬化患者应予以密切监测	暂无资料

续表 3-1

药品名称	肝功能不全	肾功能不全
黏痰溶解剂		
乙酰半胱氨酸雾化吸入液	应适当减量	无须调整剂量
糜蛋白酶雾化吸入液	禁用	禁用
抗菌药		
妥布霉素雾化吸入液	无须调整剂量其他	肌酐清除率在 70 mL/min 以下者须根据肌酐清除率进行调整
其他		
色甘酸钠气雾剂	应减量使用	应减量使用
盐酸赛洛唑啉鼻用喷雾剂	暂无资料	暂无资料
鼻喷型流感疫苗	暂无资料	暂无资料
扎那米韦吸入粉雾剂	无须调整剂量	无须调整剂量
鲑鱼降钙素鼻用粉雾剂(鲑鱼降钙素鼻喷剂)	暂无资料	暂无资料
伊洛前列素雾化吸入溶液	应减量使用	应减量使用
酒石酸布托啡诺鼻喷剂	需减量使用	GFR>50 mL/min 时,无须调整剂量;GFR 为 10~50 mL/min 时,单次用量为常规剂量的 75%,用药间隔时间不变;GFR<10 mL/min 时,单次用量为常规剂量的 50%,用药间隔时间不变
双氢麦角胺鼻喷剂	避免使用	避免使用
醋酸去氨加压素鼻吸入剂	暂无资料	中至重度肾功能不全者禁用

第三节　妊娠期用药者的药学监护

妊娠期用药要兼顾孕妇及胎儿的安全，注意事项较多，因此需要加强药学监护。妊娠期的总体用药原则为尽量使用非药物疗法以减轻药物对胎儿的损害；尽量避免使用对孕妇和胎儿的安全性尚不确定的药物；如果病情需要用药，尽量将药物剂量控制在所需的最低水平；尽量通过吸入给药，减少全身给药。

一般认为妊娠初期前3个月是形态发育期，为产生畸形的主要阶段，此阶段应用有致畸毒性的药物可导致器官结构（如外观、形态、组织重量）的异常和缺陷。因此在妊娠前3个月应尽量避免服用药物，特别是已确定或怀疑有致畸作用的药物；如必须用药，应在医师或药师的指导下尽量选用无致畸作用的药物。

根据上述分类、相关临床指南及药品说明书等，妊娠期吸入制剂使用的安全性及注意事项见表3-2。

表 3-2 孕妇吸入制剂使用说明

类别	通用名称	剂型	妊娠危险分级	说明
	NAEPP 专家组和 ACOG 发布的临床指南都指出，对于有持续性哮喘的孕妇，吸入糖皮质激素是控制基础炎症的首选药物			
糖皮质激素	布地奈德	粉吸入剂、雾化液、气雾剂、鼻喷剂	B	目前证明布地奈德妊娠期应用的安全性资料较多，是妊娠期应用最为普遍且安全的吸入型药物。常规治疗剂量对胎儿无不良影响，吸入剂量达1.4～1.8 mg/d时有可能发生下丘脑-垂体-肾上腺轴功能抑制。但无资料证实其他吸入型皮质类固醇药物在孕期应用不安全，故若患者原来一直应用其他同类药物且有效，可继续应用。对于妊娠期患者，随着胎儿的长大，会促使其膈肌抬高，同时激素水平发生变化，均可诱导或加重哮喘发作，因此可通过吸入激素控制妊娠期哮喘，糖皮质激素可不减量，直至分娩 多项研究证实，患者妊娠期吸入皮质类固醇激素治疗可以改善其肺功能及防止哮喘加重。其他的前瞻性研究证实，吸入皮质类固醇激素与先天畸形及其他妊娠期不良事件无关
	曲安奈德	鼻喷剂	C	曲安奈德在动物中有致畸性，胎鼠在宫内暴露于曲安奈德可导致腭裂。若孕早期应用，风险等级为D

续表 3-2

<table>
<tr><th>类别</th><th>通用名称</th><th>剂型</th><th>妊娠危险分级</th><th>说明</th></tr>
<tr><td rowspan="3">糖皮质激素</td><td>丙酸倍氯米松</td><td>气雾剂</td><td>C</td><td>在大鼠和兔的实验中，采用人类剂量的 10 倍用量，通过皮下注射给药，倍氯米松具有杀胚作用和致畸性，观察到的先天畸形包括腭裂、下颌畸形、小口、舌缺失、骨化延迟和胸腺发育不全。没有检索到有关使用倍氯米松与人类先天畸形有关的报道</td></tr>
<tr><td>丙酸氟替卡松</td><td>气雾剂、鼻喷剂</td><td>C</td><td>有作者进行随机双盲对比研究观察丙酸氟替卡松治疗妊娠期鼻炎的效果，并对其耐受性和安全性与安慰剂进行比较。结果表明，丙酸氟替卡松水剂鼻腔喷雾治疗妊娠期鼻炎既无显著效果，也无明显的不良反应</td></tr>
<tr><td>糠酸莫米松</td><td>鼻喷剂</td><td>C</td><td>—</td></tr>
<tr><td rowspan="2">支气管扩张剂</td><td colspan="4">对妊娠期及哺乳期需要治疗的哮喘患者，应权衡疾病严重性和药物对母体、胎儿的利与弊，制订合适的方案。在积极治疗的前提下，最大限度地降低药物对胎儿的不利影响。2008 年刊登在《美国流行病学杂志》的一项流行病学调查显示，于妊娠期应用支气管舒张药物可能会增加胎儿腹裂的发生率。可见我们并没有完全掌握这些药物的安全性，相关研究仍将继续。β_2受体激动药可以作为妊娠期女性轻度哮喘的一线用药</td></tr>
<tr><td colspan="4">SABA
当孕妇哮喘或其他呼吸疾病发作时，母体缺氧对胎儿的损害甚于药物对胎儿的影响，所以迅速缓解缺氧状态对妊娠期患者和胎儿十分重要。而短效β_2受体激动药最大的优点是能迅速解除支气管痉挛。NAEPP 专家组和 ACOG 临床指南都指出孕妇可应用短效吸入型 β_2受体激动剂缓解急性哮喘发作的症状。首选药物为沙丁胺醇，妊娠哮喘患者应随身常规备用。通过十几年的动物实验及妊娠患者用药实践，证实了 β_2受体激动剂在妊娠期使用的安全性。单独应用长效 β_2受体激动剂对胎儿的生长发育无明显影响，但对母体的安全性仍有待于进一步确认</td></tr>
</table>

续表 3-2

<table>
<tr><th>类别</th><th>通用名称</th><th>剂型</th><th>妊娠危险分级</th><th>说明</th></tr>
<tr><td rowspan="6">支气管扩张剂</td><td>沙丁胺醇</td><td>粉吸入剂、气雾剂</td><td>C</td><td>建议按需短期使用</td></tr>
<tr><td>特布他林</td><td>气雾剂</td><td>B</td><td>建议按需短期使用。特布他林在孕期的主要作用是抑制宫缩，目前还没有关于特布他林的使用与先天畸形有关的报道。但是，使用它抑制宫缩仅限于在孕中期的末期和孕晚期的早期。目前还没有孕早期使用特布他林治疗支气管痉挛的报道。分别使用特布他林对小鼠、大鼠和家兔进行生殖研究，给予人类每日推荐最大剂量的 1 500 倍，没有证据发现布特他林对生殖能力有损害或者对胎儿有损害</td></tr>
<tr><td colspan="4">LABA</td></tr>
<tr><td colspan="4">NAEPP 专家组认为，单独应用低剂量的吸入型皮质类固醇激素不能很好地控制哮喘症状的患者，可增加吸入激素的剂量，或者加用另外 1 种药物如长效 β_2受体激动剂。同时，2 种 LABA（沙美特罗和福莫特罗）在孕期也是可以使用的，其药理学和毒理学与短效 β_2受体激动药相似</td></tr>
<tr><td>沙美特罗</td><td>气雾剂</td><td>C</td><td>目前尚不知沙美特罗能否通过胎盘屏障到达胎儿体内。但沙美特罗通过吸入给药后作用局限于肺脏，因此该药的血浆浓度很低甚至检测不到，暗示沙美特罗吸入应用对胎儿的危险性可能很小。只有 1 篇综述认为沙美特罗在人类妊娠期间服用是安全的，而其他报告认为它不应作为一线药物在妊娠期间使用，目前尚缺乏足够的临床数据证明其安全性</td></tr>
<tr><td>福莫特罗</td><td>气雾剂</td><td>C</td><td>—</td></tr>
</table>

续表 3-2

类别	通用名称	剂型	妊娠危险分级	说明
支气管扩张剂	非诺特罗	雾化液	B	尚无非诺特罗与先天缺陷有关的报道
	抗胆碱药 目前认为吸入型抗胆碱能药物对妊娠患者是安全的			
	异丙托溴铵	雾化液、气雾剂	B	该药吸入剂的循环吸收量少，无明显的中枢神经系统反应及全身不良反应，是目前认为较为安全的药物
	噻托溴铵	粉吸入剂	C	循环吸收量极少，多年的使用经验认为妊娠期使用是安全的
复方制剂	沙美特罗替卡松	粉吸入剂	C	参考沙美特罗
	布地奈德福莫特罗	粉吸入剂	C	—
祛痰药	氨溴索	雾化液	无	无吸入用法，属于超说明书用药，说明书提示妊娠前 3 个月禁用。临床前试验及用于妊娠 28 周后的大量临床试验显示，对妊娠无不良影响
抗菌药物（此类药物吸入给药均为超说明书用药）	庆大霉素	雾化液	C	无吸入用法，属于超说明书用药，该药能透过胎盘，有 2 项研究结果显示其脐血浓度分别为母血浓度的 34% 和 42%。大鼠和家兔研究发现该药不损害生殖能力，不会导致胎畜伤害

续表 3-2

类别	通用名称	剂型	妊娠危险分级	说明
抗菌药物（此类药物吸入给药均为超说明书用药）	妥布霉素	雾化液	D	该药已在国外上市，尚未在国内上市。妥布霉素可透过胎盘屏障，在脐带血中达到的浓度约与母体血中的浓度相近。目前尚无妥布霉素与先天缺陷有关的报道。这类抗生素对家兔和鼠没有致畸性。但是宫内暴露于其他氨基糖苷类抗菌药物可以影响胎儿的第Ⅷ对脑神经，因此推测妥布霉素也有这方面的毒性
	多黏菌素	雾化液	B	无吸入用法，属于超说明书用药，目前尚无多黏菌素引起先天畸形的报道
	万古霉素	雾化液	C	无吸入用法，属于超说明书用药。万古霉素能穿过胎盘，静脉注射后立即出现于脐血中，脐血中的万古霉素浓度与母血浓度相当，雾化吸入无研究。尚无研究结果证实妊娠期应调整万古霉素的用法。说明书提示哺乳期妇女禁用
	氨曲南赖氨酸	雾化液	B	该药已在国外上市，尚未在国内上市。大剂量静脉用药在妊娠大鼠和家兔均未产生胚胎毒性作用、胎儿毒性作用或致畸作用。尚无人类妊娠期将其作为治疗用药的报道

续表 3-2

类别	通用名称	剂型	妊娠危险分级	说明
抗菌药物（此类药物吸入给药均为超说明书用药）	环丙沙星	粉吸入剂	C	该药已在国外上市，尚未在国内上市。说明书提示该药不宜用于儿童、孕妇和哺乳期妇女。妊娠期使用环丙沙星与重度先天畸形风险增加无关。尽管妊娠期使用该药的妇女其后代发生一些出生缺陷，但并无特定的模式。但是，与一些出生缺陷的因果关系不能被除外。因为动物数据表明妊娠期尤其是妊娠早期使用环丙沙星需慎重
其他	色甘酸钠	气雾剂	B	全身吸收量很少，多项研究表明妊娠期间可以安全使用
	赛洛唑啉	鼻喷剂	C	—
	扎那米韦	粉吸入剂	B	动物实验表明，扎那米韦不会致癌、致畸、致突变，未见生殖毒性。扎那米韦在动物实验中能通过胎盘屏障，胎畜的血药浓度明显低于母体。目前缺乏充分有效的研究结果证实在孕妇体内的药物动力学，不清楚该药是否可通过人类的胎盘屏障。没有人类妊娠期的资料，因此药物对胚胎和胎儿危险性的评估难以实现，使用时应权衡对胎儿的影响
	鲑鱼降钙素	粉吸入剂、鼻喷剂	C	无使用鲑鱼降钙素导致婴儿畸形的有关报道
	伊洛前列素	雾化液	C	本品在孕妇中使用的资料不足，动物研究结果显示其具有生殖毒性，尚不知道对其对人类的潜在风险。孕妇禁止使用

续表 3-2

类别	通用名称	剂型	妊娠危险分级	说明
其他	酒石酸布托啡诺	鼻喷剂	C	目前没有研究显示孕期使用布托啡诺与胎儿的先天缺陷有关。如果长期使用或者足月期过量使用，则风险等级为 D
	双氢麦角胺	鼻喷剂	X	有催产和致畸作用，孕妇禁用

第四节　哺乳期用药者的药学监护

哺乳期用药要考虑药物进入乳汁的可能性。目前普遍的观点认为所有药物均可不同程度地转运进入乳汁，再通过乳汁被婴儿吸收。在多数情况下，药物能否进入乳汁的决定因素是母亲的血浆药物水平。当母亲的血浆药物水平上升时，乳汁中的药物含量也增加。较常用的评估风险的方法之一是确定药物的婴儿相关剂量(RID)，RID 是用婴儿通过乳汁摄入的药量[mg/(kg·d)]除以母体的用药量[mg/(kg·d)]计算得出的。RID 可以给临床医师提供以体重为标准的婴儿剂量。如果 RID<10%，大多数药物可安全使用。绝大多数药物的 RID<1%，但不能认为哺乳期用药是安全的，哺乳期仍存在用药风险，需要加强用药监护。

根据相关临床指南及药品说明书等，哺乳期各种吸入制剂使用的安全性及注意事项见表 3-3。

表 3-3　哺乳期妇女吸入制剂使用说明

类别	通用名称	剂型	哺乳危险分级	说明
糖皮质激素	哺乳期妇女在选择吸入型激素时可考虑首选布地奈德。由于大多数皮质类固醇可经乳汁少量分泌,虽其相对安全,但哺乳期应用还是应当慎重;即使小剂量应用,母亲用药后,最好洗澡后再哺乳,以减少婴儿的摄入量			
	布地奈德	粉吸入剂、雾化液、气雾剂、鼻喷剂	L2	目前没有人类哺乳期应用吸入布地奈德的报告。相对低的分子量及高的脂溶性提示可能有布地奈德分泌到乳汁中。然而,吸入后布地奈德的生物利用度很低,所以乳汁中的实际含量可能很低。制造商推荐如母亲必须应用布地奈德粉吸入剂,建议停止母乳喂养
	曲安奈德	鼻喷剂	L3	未检索到曲安奈德应用于哺乳期的文献。曲安奈德的分子量小,推测能够分泌入乳汁。口内吸入曲安奈德可能同样会被分泌入乳汁
	丙酸倍氯米松	气雾剂	L3	尚不清楚倍氯米松是否分泌入乳汁,其他皮质类固醇以很低的浓度分泌入乳汁,且倍氯米松应当有分泌入乳汁的途径。有报道提到 3 例哺乳期应用倍氯米松的案例,但未提及对婴儿的作用
	丙酸氟替卡松	气雾剂、鼻喷剂	L3	在吸入治疗剂量后,丙酸氟替卡松的血浆浓度很低,因此在人乳中的浓度应该相应也很低。这在对哺乳期动物的研究中得到了证实:丙酸氟替卡松可以分泌到大鼠乳汁中,乳汁中检测到的药物浓度很低
	糠酸莫米松	鼻喷剂	L3	—

续表 3-3

类别	通用名称	剂型	哺乳危险分级	说明
支气管舒张剂	SABA 相对来说,沙丁胺醇气雾剂较特布他林气雾剂更适用于哺乳期患者			
	沙丁胺醇	粉吸入剂、气雾剂	L1	吸入治疗时,只有不到10%的药物吸收入母体血液,少量的药物有可能分泌到乳汁,但是没有相关报道。一般认为,吸入治疗的剂量很少能通过乳汁转运到婴儿体内
	特布他林	气雾剂	L2	特布他林可通过乳汁分泌。哺乳期哮喘患者服药后4 h乳汁中的药物浓度达到高峰,哺乳后婴儿吸收约母体血药浓度的0.7%,未发现婴儿出现肾上腺能兴奋的症状。美国儿科学会(AAP)将特布他林定为哺乳期可以使用的药物
	LABA NAEPP专家组认为,单独应用低剂量的吸入型皮质类固醇激素不能很好地控制哮喘症状的患者,可增加吸入激素的剂量,或者加用另外一种药物如长效 β_2 受体激动剂			
	沙美特罗	气雾剂	L2	动物研究实验表明,沙美特罗可以排泄到大鼠乳汁中,乳汁中检测到的药物浓度很低。尚无关于人乳的资料。在吸入治疗剂量后,沙美特罗的血浆浓度很低,因此在人乳中的浓度很可能相应也很低
	福莫特罗	气雾剂	L3	—
	非诺特罗	雾化液	未知	尚无非诺特罗的相关报道
	抗胆碱药			
	异丙托溴铵	雾化液、气雾剂	L2	该药吸入剂的循环吸收量少,无明显的中枢神经系统反应及全身不良反应,是目前认为较为安全的药物

续表 3-3

类别	通用名称	剂型	哺乳危险分级	说明
支气管舒张剂	噻托溴铵	粉吸入剂	未知	一般认为吸入剂的循环吸收量少,是目前较为安全的哺乳期使用的药物。药品说明书指出少量的噻托溴铵可分泌至乳汁中,因此噻托溴铵不应用于哺乳期妇女,除非预期的利益超过可能对未出生的胎儿或婴儿带来的危险
复方制剂	沙美特罗替卡松	粉吸入剂	L2	参考沙美特罗
	布地奈德福莫特罗	粉吸入剂	L2	—
祛痰药	氨溴索	雾化液	未知	无吸入用法,属于超说明书用药。药物可进入乳汁,但治疗剂量对婴儿应无影响。氨溴索雾化吸入液本身可用于治疗婴幼儿患者,故一般认为哺乳期妇女使用较安全
抗菌药物(此类药物吸入给药均为超说明书用药)	庆大霉素	雾化液	L2	无吸入用法,属于超说明书用药。可排泌至乳汁,哺乳后,可在一半数量的婴儿血清中检出庆大霉素,且不会达到新生儿的治疗浓度。一般不会引起不良症状或体征,被认为是能与母乳喂养"相容"的药物
	妥布霉素	雾化液	L3	该药已在国外上市,尚未在国内上市。可排泌至乳汁。使用妥布霉素后进行母乳喂养应注意以下3点:①婴幼儿的肠道菌群发生改变;②婴幼儿直接受影响;③如果发热需进行血培养,可能影响血培养结果
	多黏菌素	雾化液	未知	无吸入用法,属于超说明书用药

续表 3-3

类别	通用名称	剂型	哺乳危险分级	说明
抗菌药物（此类药物吸入给药均为超说明书用药）	万古霉素	雾化液	L1	无吸入用法，属于超说明书用药。从哺乳危险分级看，万古霉素较安全，但说明书提示哺乳期妇女禁用
	氨曲南赖氨酸	雾化液	L2	该药已在国外上市，尚未在国内上市，氨曲南赖氨酸可经过乳汁分泌，乳汁与血清浓度的比值为 0.007，提示其通过母乳喂养对婴儿产生全身影响的可能性小。美国儿科学会将氨曲南赖氨酸归类为可用于母乳喂养的药物
	环丙沙星	粉吸入剂	L3	该药已在国外上市，尚未在国内上市。说明书提示该药不宜用于儿童、孕妇和哺乳期妇女。有研究报道，健康哺乳期妇女静脉注射乳酸环丙沙星后，乳汁中的药物浓度与血清中的药物浓度的比值可高达 1.4∶1。给药 6 h 后，乳汁中的药物浓度与血清中的药物浓度的比值仍为1.1∶1。服药 36～48 h 后乳汁中检测不到药物，因此厂家建议最后一次服用环丙沙星后间隔 48 h 再恢复哺乳。尚无环丙沙星吸入剂在哺乳期妇女中应用的报道
其他	色甘酸钠	气雾剂	L1	尚无哺乳期妇女使用色甘酸钠的研究报道
	赛洛唑啉	鼻喷剂	L3	—
	扎那米韦	粉吸入剂	L3	哺乳大鼠的乳汁中测得扎那米韦的存在。但是，人乳汁中药物是否存在尚不肯定，哺乳期妇女使用此药应慎重
	鲑鱼降钙素	粉吸入剂、鼻喷剂	L3	无母乳中鲑鱼降钙素的相关报道。然而，动物实验表明该药可抑制动物乳汁分泌

续表 3-3

类别	通用名称	剂型	哺乳危险分级	说明
其他	伊洛前列素	雾化液	未知	目前并不清楚本品是否可以进入乳汁
	酒石酸布托啡诺	鼻喷剂	L2	—
	双氢麦角胺	鼻喷剂	L3	麦角类药物可随乳汁分泌，并使哺乳婴儿出现呕吐、腹泻、血压不稳等症状。哺乳期妇女禁止使用

第四章 抗菌药物的合理应用与药学监护

第一节 抗菌药物的使用管理

一、抗菌药物临床分级管理

抗菌药物临床分级管理见表4-1。

表4-1 抗菌药物临床分级管理

级别	特点
非限制使用级	经长期临床应用证明安全、有效，对病原菌耐药性影响较小，价格相对较低的抗菌药物
	应是已列入《国家基本药物目录》《国家处方集》和《国家基本医疗保险、工伤保险和生育保险药品目录》收录的抗菌药物品种
限制使用级	经长期临床应用证明安全、有效，对病原菌耐药性影响较大，或者价格相对较高的抗菌药物
特殊使用级	具有明显或者严重不良反应，不宜随意使用；抗菌作用较强、抗菌谱广，经常或过度使用会使病原菌过快产生耐药的；疗效、安全性方面的临床资料较少，不优于现用药物的；新上市的，在适应证、疗效或安全性方面尚需进一步考证的、价格昂贵的抗菌药物

二、抗菌药物处方权限与临床应用

抗菌药物处方权限与临床应用见表4-2。

表4-2 抗菌药物处方权限与临床应用

类别	内容
权限	根据《抗菌药物临床应用管理办法》规定，二级以上医院按年度对医师和药师进行抗菌药物临床应用知识和规范化管理的培训并考核合格后，按专业技术职称授予医师相应处方权和药师抗菌药物处方调剂资格；具有初级专业技术职务任职资格的医师，在乡、民族乡、镇、村的医疗机构独立从事一般执业活动的执业助理医师及乡村医师，可授予非限制使用级抗菌药物处方权；具有中级以上专业技术职务任职资格的医师，可授予限制使用级抗菌药物处方权；具有高级专业技术职务任职资格的医师，可授予特殊使用级抗菌药物处方权
培训和考核内容	(1)《药品管理法》《执业医师法》《抗菌药物临床应用管理办法》《处方管理办法》《医疗机构药事管理规定》《抗菌药物临床应用指导原则》《国家基本药物处方集》《国家处方集》《医院处方点评管理规范(试行)》等相关法律、法规、规章和规范性文件 (2)抗菌药物临床应用及管理制度 (3)常用抗菌药物的药理学特点与注意事项 (4)常见细菌的耐药趋势与控制方法 (5)抗菌药物不良反应的防治等
临床应用	根据感染部位、严重程度、致病菌种类及细菌耐药情况、患者病理生理特点、药物价格等因素综合考虑，对轻度与局部感染患者应首先选用非限制使用级抗菌药物进行治疗；严重感染、免疫功能低下者合并感染或病原菌只对限制使用级或特殊使用级抗菌药物敏感时，可选用限制使用级或特殊使用级抗菌药物治疗
基层	基层医疗机构参照有关要求，结合实际开展有效的抗菌药物处方检查管理工作。对出现抗菌药物超常处方3次以上且无正当理由的医师提出警告，限制其特殊使用级和限制使用级抗菌药物处方权；限制处方权后，仍出现超常处方且无正当理由的，取消其抗菌药物处方权，且6个月内不得恢复，药师未按照规定审核抗菌药物处方与用药医嘱，造成严重后果的，或者发现处方不适宜、超常处方等情况未进行干预且无正当理由的，医疗机构取消药师药物调剂资格，药师药物调剂资格取消后，6个月内不得恢复其药物调剂资格

三、特殊级抗菌药物的管理

特殊级抗菌药物的管理见表4-3。

表4-3　特殊级抗菌药物的管理

类别	管理内容
处方权限	特殊使用级抗菌药物按程序由具有相应处方权医师开具处方，应用中应严格掌握用药指征
会诊专家	特殊使用级抗菌药物会诊人员应由医疗机构内部授权，具有抗菌药物临床应用经验的感染性疾病科、呼吸科、重症医学科、微生物检验科、药学部门等具有高级专业技术职务任职资格的医师和抗菌药物等相关专业临床药师担任
使用限制	特殊级抗菌药物的选用应从严控制，不得在门诊使用
越级应用	感染病情严重者；免疫功能低下患者发生感染时；已有证据表明病原菌只对特殊使用级抗菌药物敏感的感染，可越级使用，使用时间限定在24 h之内，其后需要补办审办手续并由具有处方权限的医师完善处方手续

四、抗菌药物遴选管理

抗菌药物遴选管理见表4-4。

表4-4 抗菌药物遴选管理

项目	管理内容
供应目录	各省级卫生行政主管部门制定抗菌药物分级管理目录，各级、各类医疗机构应结合本机构的情况，根据省级卫生行政主管部门制定的抗菌药物分级管理目录，制定本机构抗菌药物供应目录，并向核发其《医疗机构执业许可证》的卫生行政主管部门备案。医疗机构严格控制本机构抗菌药物供应目录的品种数量，同一通用名称抗菌药物品种，注射剂型和口服剂型各不得超过2种，具有相似或者相同药理学特征的抗菌药物不得重复列入供应目录。头孢霉素类抗菌药物不超过2个品规；第3、4代头孢菌素(含复方制剂)类抗菌药物口服剂型不超过5个品规，注射剂型不超过8个品规；碳青霉烯类抗菌药物注射剂型不超过3个品规；氟喹诺酮类抗菌药物口服剂型和注射剂型各不超过4个品规；深部抗真菌类抗菌药物不超过5个品规 医疗机构遴选和新引进抗菌药物品种，应当由临床科室提交申请报告，经药学部门提出意见后，由抗菌药物管理工作组审议。抗菌药物管理工作组2/3以上成员审议同意，并经药事管理与药物治疗学委员会2/3以上委员审核同意后方可列入采购供应目录，抗菌药物品种或者品规存在安全隐患、疗效不确定、耐药率高、性价比差或者违规使用等情况的，临床科室、药学部门、抗菌药物管理工作组可以提出清退或者更换意见。清退意见经抗菌药物管理工作组1/2以上成员同意后执行，并报药事管理与药物治疗学委员会备案；更换意见经药事管理与药物治疗学委员会讨论通过后执行：清退或者更换的抗菌药物品种或者品规原则上12个月内不得重新进入本机构抗菌药物供应目录
临时采购	严格控制临时采购抗菌药物品种和数量，因特殊治疗需要，可以启动临时采购程序，临时采购由临床科室提出申请，说明申请购入抗菌药物名称、剂型、规格、数量、使用对象和临时采购使用理由，经本机构抗菌药物管理工作组审核同意后，由药学部门临时一次性购入使用。同一通用名称抗菌药物品种启动临时采购程序原则上每年不得超过5例次，如果超过5例次，应当讨论是否列入本机构抗菌药物供应目录。调整后的抗菌药物供应目录总品种数不得增加

五、细菌耐药监测预警措施

细菌耐药监测预警措施见表4-5。

表4-5 细菌耐药监测预警措施

措施	细菌耐药率
预警通报	主要目标细菌耐药率超过30%的抗菌药物
慎重经验用药	主要目标细菌耐药率超过40%的抗菌药物
参照药敏试验结果	主要目标细菌耐药率超过50%的抗菌药物
暂停目标细菌临床应用，根据追踪结果决定是否恢复临床应用	主要目标细菌耐药率超过75%的抗菌药物

六、抗菌药物临床应用管理评价指标及要求

抗菌药物临床应用管理评价指标及要求见表4-6。

表4-6 抗菌药物临床应用管理评价指标及要求

项目	抗菌药物品种/个	住院患者抗菌药物使用率/%	微生物送检率 送检率/%	微生物送检率 限制使用级/%	微生物送检率 特殊使用级%	门诊患者抗菌药物处方比例/%	急诊患者抗菌药物处方比例/%	抗菌药物使用强度/DDDS	Ⅰ类切口手术患者预防使用抗菌药物比例/%	每月接受处方点评的医师比例/医师被点评处方(医嘱)数量
三级综合医院	≤50	≤60	30	50	80	≤20	≤40	≤40	≤30	≥25%不少于50份处方（或50条医嘱）
二级综合医院	≤35	≤60	30	50	80	≤20	≤40	≤40	≤30	—
口腔医院	≤35	≤70	30	50	80	≤20	≤40	≤40	≤30	—

续表 4-6

			微生物送检率							
项目	抗菌药物品种/个	住院患者抗菌药物使用率/%	送检率/%	限制使用级/%	特殊使用级%	门诊患者抗菌药物处方比例/%	急诊患者抗菌药物处方比例/%	抗菌药物使用强度/DDDS	Ⅰ类切口手术患者预防使用抗菌药物比例/%	每月接受处方点评的医师比例/医师被点评处方(医嘱)数量
肿瘤医院	≤35	≤40	30	50	80	≤10	≤10	≤30	≤30	
儿童医院	≤50	≤60	30	50	80	≤25	≤50	≤20*	≤30	
精神病医院	≤10	≤5	30	50	80	≤5	≤10	≤5	≤30	
妇产医院(妇幼保健院)	≤40	≤60	30	50	80	≤20	≤20	≤40	≤30	

注:①*按成人规定日剂量标准计算;②抗菌药物品种数=本医疗机构药品采购目录中抗菌药物品种数,复方磺胺甲噁唑(磺胺甲噁唑与甲氧苄啶,SMZ/TMP)、呋喃妥因、青霉素G、苄星青霉素、5-氟胞嘧啶可不计在品种数内;③Ⅰ类切口手术患者预防使用抗菌药物比例不超过30%,原则上不联合预防使用抗菌药物其中,腹股沟疝修补术(包括补片修补术)、甲状腺疾病手术、乳腺疾病手术、关节镜检查手术、颈动脉内膜剥脱手术、颅骨肿物切除手术和经血管途径介入诊断手术患者原则上不预防使用抗菌药物;④微生物送检率为接受抗菌药物治疗的住院患者抗菌药物使用前微生物(合格标本)送检率。

第二节 常用抗菌药物代谢动力学(药效动力学)特点与临床用药决策

一、抗菌药物药代动力学(药效动力学)主要参数及临床意义

抗菌药物药代动力学(药效动力学)主要参数及临床意义见表4-7。

表4-7 抗菌药物药代动力学(药效动力学)主要参数及临床意义

名称	主要参数	临床意义
药代动力学(PK)	血药峰浓度(C_{max})、达峰时间(T_{max})、血药浓度-时间曲线下面积(AUC)、生物利用度(F)、半衰期($t_{1/2}$)、表观分布容积(V_d)、清除率(Cl)等	(1)通过对抗菌药物各项药动学参数的估算,根据患者感染性疾病的种类、病情及病原菌不同,结合药效学制订不同的抗感染的合理个体化给药方案 (2)抗菌新药临床评价 (3)筛选疗效确切的品种或制剂 (4)对药品质量进行监督 (5)用于急性和慢性给药相关的反应时间模式 (6)有助于定量评价药物在体内的表现和建立相应的体外溶出度标准,以确保在生产过程中的质量保证
药效动力学(PD)	最低抑菌浓度(MIC)、最低杀菌浓度(MBC)、抗菌药物后效应(PAE)、防突变浓度(MPC)、突变选择窗(MS)、选择指数(SI)等	

二、抗菌药物的药效动力学分类及特点

抗菌药物的药效动力学分类及特点见表4-8。

表4-8　抗菌药物的药效动力学分类及特点

分类	主要药物	特点
时间依赖性抗菌药物（短PAE）	β-内酰胺类、氨曲南、克林霉素类、噁唑烷酮类、部分大环内酯类、氟胞嘧啶类等	药物浓度在一定范围内与杀菌活性有关，通常在药物浓度达到对细菌 MIC 的 4～5 倍时，杀菌速率达饱和状态，药物浓度继续增高时，其杀菌活性及速率并无明显改变，但杀菌活性与药物浓度超过细菌 MIC 时间的长短有关，血或组织内药物浓度低于 MIC 值时，细菌可迅速生长繁殖。此类抗菌药是指抗菌药物的杀菌作用主要取决于浓度高于细菌 MIC 的时间，且无明显 PAE。此类药物 PK/PD 参数主要是 T>MIC
时间依赖性抗菌药物（长PAE）	阿奇霉素、四环素类、糖苷类、氟康唑等	这类药物也属于时间依赖性抗菌药物，但其杀菌作用呈现明显的持续效应，即有长的、显著的 PAE。此类药物的 PK/PD 参数主要是 AUC/MIC
浓度依赖性抗菌药物	喹诺酮类、氨基糖苷类、两性霉素B、甲硝唑等	抗菌药物的杀菌作用依赖于其体内浓度，即药物浓度愈高，杀菌活性愈强。此类药物通常具有较长的 PAE，即当细菌暴露于高浓度的这类药物后，在低于 MIC 的浓度下，复苏较慢，给药间隔适当延长并不会降低疗效，因此可将 1 d 的药物剂量单次给予，以提高药物的峰浓度，达到最高疗效，此类药物 PK/PD 参数主要是 C_{max}/MIC 和 AUC/MIC

注：①浓度依赖性药物每日 1 次给药的治疗方案并非适用于所有感染患者，如氨基糖苷类抗生素每日 1 次给药不宜用于感染性心内膜炎、革兰氏阴性杆菌脑膜炎、大面积烧伤、骨髓炎、肺囊性纤维化、新生儿、孕妇及肾功能减退等患者。②不同种类的药物对同一种细菌 T>MIC 的要求是不同的，同一种药物对不同的细菌也不同，T>MIC 不是一个固定的概念，它随药物和（或）细菌而改变，而且 MIC 为体外抑菌试验的结果，与临床治疗时患者的实际情况存在较大的差距。③通常组织液中药物浓度与血药浓度呈平行关系，但由于药物进入组织内需经穿透过程，因此组织液药物高峰浓度较血药峰浓度滞后到达，组织液内药物谷浓度也滞后于血药谷浓度，基于血药浓度获得的 C_{max}/MIC 值可能被估计过高，而 T>MIC 值则估计过低，在制订给药方案时需综合考虑上述影响因素。④目前已知的 PK/PD 参数大部分来源于健康志愿者，而重症患者在各种病理生理状态下，药物的 PK 可能会有显著不同。目前的研究提出重症患者有器官功能障碍时，更多时须增加剂量，而非减少药物剂量，如呼吸机辅助呼吸的患者，其体内分布容积增大，采用常规的剂量、浓度可能达不到要求，治疗效果不佳，需要加大剂量。某些治疗方案如连续肾脏替代疗法（CRRT）特别是高通量 CRRT 的应用会增加抗菌药物的清除率，常规药物剂量可能导致治疗失败。

三、抗菌药物在组织分布中的特点

抗菌药物在组织分布中的特点见表 4-9。

表4-9 抗菌药物在组织分布中的特点

组织部位	浓度较高的抗菌药物	特点
骨组织	克林霉素、林可霉素、磷霉素、利奈唑胺、氟喹诺酮类等	可在骨组织中达到杀灭病原菌的有效药物浓度，骨组织中药物浓度可达血药浓度的0.3~2.0倍，在治疗骨感染时，宜根据病原菌对抗菌药的敏感情况选用骨浓度高的药物
前列腺	氟喹诺酮类、红霉素、SMZ、TMP、四环素等	可在前列腺液和大多数组织达有效浓度
肾脏	青霉素类、头孢菌素类、碳青霉烯类、氨基糖苷类、大环内酯类、林可霉素类、利福平、磺胺类药物、呋喃妥因、喹诺酮类等	不同的抗菌药物在不同pH值的尿液中，抗菌活性可有明显的差异，例如庆大霉素等氨基糖苷类在碱性尿中抗菌作用显著增强，而四环素类则在酸性尿中抗菌活性增高；因此治疗尿路感染时可根据情况加服碳酸氢钠碱化尿液或服用维生素C酸化尿液，以提高药物疗效
脑脊液	(1)脑脊液药物浓度与血药浓度的比率达50%~100%的药物：抗生素、磺胺嘧啶、异烟肼、氟胞嘧啶、甲硝唑、氟康唑、异烟肼、吡嗪酰胺等 (2)脑脊液药物浓度与血药浓度的比率达5%~50%的药物：磺胺甲噁唑、甲氧苄啶、氨苄西林、替卡西林、哌拉西林、青霉素、头孢吡肟、头孢唑肟、头孢他啶，头孢噻肟，头孢曲松、头孢呋辛、氨曲南、亚胺培南、美罗培南、帕尼培南、左氧氟沙星、加替沙星、氧氟沙星、环丙沙星、万古霉素、利福平、乙胺丁醇、更昔洛韦、氨基糖苷类等	脑脊液中药物浓度是否可达有效治疗水平，取决于给药剂量和病原菌对药物的敏感性。当脑脊液药物浓度达到MBC 10倍时可达杀菌效果。苯唑西林、红霉素、克林霉素、酮康唑、两性霉素B等对血-脑屏障的穿透性较差，无论有无脑膜炎症，脑脊液中药物浓度均不能达到抑菌水平。某些血-脑屏障穿透性差者，如病情需要除全身用药外，也可加用鞘内用药，如两性霉素B、妥布霉素等；脑脊液内可达有效药物浓度者并不需要同时鞘内用药。替卡西林、哌拉西林尚不能达到对铜绿假单胞菌脑膜炎的治疗浓度。青霉素高剂量时也不能达到对青霉素高度耐药肺炎链球菌脑膜炎治疗浓度；亚胺培南由于可致癫痫发作，避免用于脑膜炎患者

续表 4-9

组织部位	浓度较高的抗菌药物	特点
胆汁	大环内酯类、林可霉素类、利福平、头孢哌酮、头孢曲松、氨基糖苷类、氨苄西林、哌拉西林等	主要或部分药物由肝胆系统排泄，并有部分药物经胆汁排入肠道后被重新吸收入血，形成肝-肠循环
胎儿循环	(1)胎儿血药浓度与母体血药浓度比中，达 50% ~100% 的药物：氯霉素、四环素、羧苄西林、磺胺药、TMP、呋喃妥因、氧氟沙星等 (2)胎儿血药浓度与母体血药浓度比率达 30% ~50% 的药物：庆大霉素、卡那霉素、链霉素、红霉素等 (3)胎儿血药浓度与母体血药浓度比率达 10% ~15% 或更低的药物：头孢菌素类、多黏菌素类、苯唑西林、克林霉素等	抗菌药物可穿过血胎屏障，自母体进入胎儿体内，妊娠期间应避免应用有损于胎儿的抗菌药物，尤其是对血胎屏障通透性高的药物。如氨基糖苷类可经母体进入胎儿体内，损害第Ⅷ对脑神经，导致先天性耳聋；四环素类可致乳齿及骨骼发育受损；氟喹诺酮类可有一定量自母体进入胎儿体内，引起幼年的软骨损害

四、根据药物代谢动力学(药效动力学)特性优化抗菌药物治疗方案

根据药物代谢动力学(药代动力学)特性优化抗菌药物治疗方案见表 4-10。

表4-10　根据药物代谢动力学(药效动力学)特性优化抗菌药物治疗方案

抗菌药物类别	优化方案
β-内酰胺类	β-内酰胺类是时间依赖性抗菌药,为达到疗效,应尽量增加 T>MIC 值,需采用日剂量多次给药方案或持续静脉滴注,日剂量多次给药的血药峰值浓度较低,但血药浓度高于 MIC 的时间将明显延长,可明显提高疗效;持续静脉给药与全量静脉推注给药方案相比,可增大 T>MIC,对治疗耐药菌特别重要,且可减少所需药量。动物实验及临床研究结果均显示,当 β-内酰胺类抗生素体内药物浓度超过 MIC 的时间占给药间期的 40% ~50% 时,预期可达 85% 以上的临床疗效,如 T>MIC 占给药间期的 60% ~70% 时,则预期可获最佳细菌学疗效。但半衰期较长的 β-内酰胺类抗菌药物则不需要增加日给药次数,如头孢曲松半衰期约为 8 h,12 ~24 h 给药 1 次即可
氨基糖苷类	氨基糖苷类由于其耳、肾毒性较大,目前研究发现,氨基糖苷类的耳、肾毒性不与峰浓度有关,而与谷浓度有关。1 d 多次或持续静脉滴注时,有较高比例的药物被肾皮质摄取,反而易造成药物在肾脏蓄积。氨基糖苷类的耳毒性取决于药物在耳蜗和淋巴中的蓄积程度,主要由于血药谷浓度较高而缓慢渗入内耳淋巴液蓄积所致;其次是接触时间长:接触时间短时较高血药浓度在耳外淋巴不会产生药物蓄积,日剂量单次给药可减少内耳的药物,降低耳毒性。而且在日剂量不变的情况下,与 1 d 多次给药相比,单次给药的 C_{max} 更大,从而增加 C_{max}/MIC 值,临床有效率也明显提高。当 C_{max}/MIC 为 8 ~12 h,临床有效率可达 90%
氟喹诺酮类	氟喹诺酮类药物治疗革兰氏阴性杆菌危重感染患者时,包括铜绿假单胞菌感染者,AUC_{24}/MIC 值需达 100 ~125 或更高时方可获良好细菌学疗效,而对肺炎链球菌所致下呼吸道感染者,AUC_{24}/MIC 值达 25 ~63 时即可获良好疗效。当 C_{max}/MIC 值≥8 ~10 和 AUC_{24}/MIC 值≥100 时,可明显减少氟喹诺酮类药物治疗革兰氏阴性杆菌,包括铜绿假单胞菌耐药菌出现的危险性。当喹诺酮类血浓度<MIC 时,易导致治疗无效;血浓度>MIC 时,但<MPC 时,治疗可能有效,但易选择出突变的耐药菌株
大环内酯类	各药物的药代动力学和药效学存在较大的差异,红霉素等第 1 代大环内酯类给药原则一般应按每日分次(3 ~4 次)给药,使 T>MIC% 达到 40% ~50%,达到满意的抗菌效果,第 2 代大环内酯类克拉霉素、阿奇霉素等由于具有明显 PAE,AUC/MIC 是与疗效相关的主要参数,确定给药间隔时,应根据药物浓度大于最低抑菌浓度(MIC)或最低杀菌浓度(MBC)时间加上 PAE 的持续时间,尽量减少给药次数(1 ~2 次),达到满意抗菌效果的同时,降低不良反应

续表 4-10

抗菌药物类别	优化方案
万古霉素、利奈唑胺	万古霉素属于时间依赖性抗菌药物，有较长的 $t_{1/2}$ 和 PAE，AUC/MIC 与疗效密切相关，其最佳杀菌浓度为 4～5 倍 MIC。临床上一般将日剂量分为 2～3 次给药。利奈唑胺属于时间依赖性抗菌药物，PK/PD 评价指标为 AUC/MIC 和 T>MIC%，具有较长的 PAE，对肺炎链球菌的 PAE 为 3～4 h，当 T>MIC% 为 40% 时，一般可达到较好的疗效
两性霉素 B、氟尿嘧啶	两性霉素 B 为浓度依赖性且有较长的 PAE，氟胞嘧啶属于时间依赖性药物，咪唑类属于时间依赖性且 PAE 较长。应用氟康唑治疗真菌感染时，应使 AUC/MIC 值>20，其对真菌的 MIC≤8 mg/L 时，只需 200 mg 的氟康唑即可达到该比值，对真菌的 MIC 在 16～32 mg/L 时，则需 400 mg 或 800 mg 的氟康唑才可达到该比值

五、部分 β-内酰胺类药物延长或持续给药方案

部分 β-内酰胺类药物延长或持续给药方案见表 4-11。

表 4-11　部分 β-内酰胺类药物延长或持续给药方案

药物（方法）	最小稳定性	推荐剂量
头孢吡肟（持续输注）	37 ℃：8 h 25 ℃：24 h 4 ℃：≥24 h	负荷剂量：15 mg/kg（输注 30 min 以上），然后即刻开始 CrCl>60 mL/min：6 g/d（输注 24 h） CrCl 30～60 mL/min：4 g/d（输注 24 h） CrCl 11～29 mL/min：2 g/d（输注 24 h）
头孢他啶（持续输注）	37 ℃：8 h 25 ℃：24 h 4 ℃：≥24 h	初始剂量：15 mg/kg（输注 30 min 以上），然后即刻开始静脉持续滴注：CrCl>50 mL/min：6 g/d（输注 24 h） CrCl 30～50 mL/min：4 g/d（输注 24 h） CrCl 10～30 mL/min：2 g/d（输注 24 h）

续表4-11

药物(方法)	最小稳定性	推荐剂量
多尼培南(延长输注时间)	37 ℃:8 h(0.9%氯化钠注射液) 25 ℃:24 h(0.9%氯化钠注射液) 4 ℃:≥24 h(0.9%氯化钠注射液)	CrCl≥50 mL/min:500 mg,q 8 h(输注4 h以上) CrCl 30~49 mL/min:250 mg,q 8 h(输注4 h以上) CrCl 11~29 mL/min:250 mg,q 12 h(输注4 h以上)
美罗培南(延长输注时间)	37 ℃:<4 h 25 ℃:24 h 4 ℃:24 h	CrCl≥50 mL/min:2 g,q 8 h(输注3 h以上) CrCl 30~49 mL/mm:1g,q 8 h(输注3 h以上) CrCl 11~29 mL/min:1g,q 12 h(输注3 h以上)
哌拉西林/他唑巴坦(延长输注时间)	37 ℃:24 h 25 ℃:24 h 4 ℃:无	初始剂量:4.5 g(输注30 min以上),4 h以后开始 CrCl≥20 mL/min:3.375 g,q 8 h(输注4 h以上) CrCl<20 mL/min:3.375 g,q 12 h(输注4 h以上)
替莫西林	37 ℃:24 h 25 ℃:24 h 可用于替莫西林48/48 mL稀释	初始剂量:2 g(输注30 min以上),立即开始 CrCl>50 mL/min:6 g/d(输注24 h以上) CrCl 31~50 mL/min:3 g/d(输注24 h以上) CrCl 10~30 mL/min:1.5 g/d(输注24 h以上) CrCl<10 mL/min:750 mg/d(输注24 h以上) 连续性静脉血液滤过(CH):750 mg/d(输注24 h以上)

续表 4-11

药物(方法)	最小稳定性	推荐剂量
万古霉素(持续输注)	37 ℃:48 h 25 ℃:48 h 4 ℃:58 d(浓度为 10 μg/mL)	首剂负荷剂量 15～20 mg/kg iv(输注 30～60 min),之后 30 mg/kg iv(输注 24 h)。无肾功能受损患者相关资料

注:①β-内酰胺类药物延长或持续给药方案已得到发表的数据支持,现有的及不断更新变化的数据表明,延长或持续输注至少与间隔给药等效;②采用持续静脉输注需考虑抗生素的稳定性,影响稳定性的因素包括药品质量、药物浓度、静脉滴注稀释液(如氯化钠注射液或5%葡萄糖注射液)输液装置不同及保存温度等。

六、成人持续不卧床腹膜透析相关性腹膜炎的治疗方案

(一)经验性抗生素的选择和用法

经验性抗生素的抗菌谱需覆盖革兰氏阳性菌和阴性菌,并根据各中心细菌学监测情况,结合患者既往腹膜炎病史、导管出口处及隧道感染史选用抗生素:推荐腹透液中加入抗生素留腹治疗。腹腔用药治疗方案分为间断给药(每天或每间隔若干天仅在一次腹透液交换时加药)和持续给药(每次交换给药)两种,间断给药留腹治疗需持续至少 6 h。两种给药方法均可获得有效药物浓度。

在同 1 袋腹透液加入 2 种抗生素时,应注意是否存在配伍禁忌。万古霉素、氨基糖苷类抗生素和头孢菌素类药物混入 1 袋大于 1 L 的透析液中是相容的,而氨基糖苷类与青霉素类抗生素存在配伍禁忌。任何需要混用的抗生素须分别用不同的注射器加入透析液中。应使用无菌技术加抗生素(加药前,使用碘伏在进药端口消毒,然后用 70% 乙醇棉签擦拭,或用氯已定消毒进药端口 5 min)。

推荐使用第 1 代头孢菌素(如头孢拉定或头孢唑林)联合第 3 代头孢菌素(如头孢他啶)作为腹膜炎的初始治疗方案。具体用法:头孢拉定或头孢唑林 1 g 和头孢他啶 1 g,加入 2 L 的透析液立即留腹 4 h;并于当晚再次给予上述剂量的抗生素留腹过夜,之后继续每晚 1 次。头孢菌素过敏的患者,可用万古霉素替代第 1 代头孢菌素,氨基糖苷类药替代第 3 代头孢菌素。不推

荐把喹诺酮类抗生素用于革兰氏阴性菌的经验性治疗。

短期(≤2 周)腹腔使用氨基糖苷类抗生素是安全的,尽量避免重复或长期(多于 3 周)使用,以免出现可能的耳毒性及残余的肾功能损害。成人持续不卧床腹膜透析(CAPD)相关性腹膜炎腹腔给药可采用间断给药或连续给药,具体剂量见表 4-12。

推荐头孢类抗生素和氨基糖苷类抗生素采用间断或连续给药方案;喹诺酮类抗生素采用连续给药方案;万古霉素通常间隔 5 ~7 d 给药 1 次,有条件的单位应监测万古霉素的血药浓度(谷浓度),维持谷浓度在 15 mg/L 以上。如谷浓度低于 15 mg/L,应追加 1 次剂量。

对于自动化腹膜透析(APD)腹膜炎患者,推荐 APD 临时转为 CAPD,按照 CAPD 相关腹膜炎进行治疗。也可考虑在 APD 期间持续给药或在治疗间期额外给予间断留腹治疗的方案。静脉使用抗生素:严重腹膜炎患者如合并发热(体温超过 38.5 ℃)、血培养阳性、合并肺炎、感染性休克等情况时,建议联合静脉抗生素治疗。根据患者具体情况,可经验性使用第 3 代头孢菌素或第 3 代、4 代喹诺酮类等抗生素治疗。

表 4-12　成人持续不卧床腹膜透析相关性腹膜炎经验性治疗

药物类别及药物名称	间断给药(每日 1 次)	持续给药(所有交换)
氨基糖苷类		
阿米卡星	2 mg/kg	LD 25 mg/L,MD 12 mg/L
庆大霉素	0.6 mg/kg	LD 8 mg/L,MD 4 mg/L
奈替米星	0.6 mg/kg	MD 10 mg/L
妥布霉素	0.6 mg/kg	LD 3 mg/kg,MD 0.3 mg/kg
头孢菌素类		
头孢唑林、头孢噻吩或头孢拉定	15 ~20 mg/kg	LD 500 mg/L,MD 125 mg/L
头孢他啶	1 000 ~1 500 mg	LD 500 mg/L,MD 125 mg/L
头孢吡肟	1 000 mg	LD 250 ~500 mg/L,MD 100 ~125 mg/L

续表 4-12

药物类别及药物名称	间断给药(每日 1 次)	持续给药(所有交换)
头孢哌酮	ND	LD 500 mg/L,MD 62.5～125.0 mg/L
头孢曲松	1 000 mg	ND
青霉素类		
阿莫西林	ND	MD 150 mg/L
氨苄西林、苯唑西林或萘夫西林	ND	MD 125 mg/L
青霉素 G	ND	LD 50 000 U/L,MD 25 000 U/L
氨苄西林舒巴坦	2 g/1 g,每 12 h 1 次	LD 750～100 mg/L,MD 100 mg/L
哌拉西林他唑巴坦	ND	LD 4 g/0.5 g,MD 1 g/0.125 g
喹诺酮类		
环丙沙星	ND	MD 50 mg/L
其他		
万古霉素	15～30 mg/kg,每 5～7 d 1 次	LD 30 mg/L,每袋 1.5 mg/kg
替考拉宁	15 mg/kg,每 5 d 1 次	LD 400 mg/L,每袋 1.5 mg/kg
氨曲南	2 g	LD 1 000 mg/L,MD 250 mg/L
亚胺培南司他丁	500 mg,隔袋 1 次	LD 250 mg/L,MD 50 mg/L
美罗培南	1 g	ND
奎奴普丁/达福普汀	25 mg/L,隔袋 1 次;联合静脉给药每次 500 mg,bid	—
抗真菌药		
氟康唑	200 mg,IP,每 24～48 h	ND
伏立康唑	2.5 mg/kg,IP,qd	ND

注:ND 为没有数据;IP 为腹腔内加药;LD 为负荷剂量;MD 为维持剂量。

(二)已知细菌培养结果的特异性腹腔内药物治疗

成人持续不卧床腹膜透析相关性腹膜炎的药物治疗(病原学诊断明确)见表 4-13。

表4-13 成人持续不卧床腹膜透析相关性腹膜炎的药物治疗(病原学诊断明确)

特异性腹腔内治疗的药物剂量-已知培养结果				
药物名称	间断用药(qd)		持续用药(/L透析液)	
	无尿	非无尿	无尿	非无尿
两性霉素B	NA	NA	MD 1.5 mg	NA
氨苄西林	250~500 mg, po. bid	ND	无负荷剂量,维持剂量125 mg	ND
氨苄西林舒巴坦	2 g,q12 h	ND	LD 1 g,MD 100 mg	LD 1 g,MD上调25%
头孢唑林	15 mg/kg	20 mg/kg	LD 500 mg, MD 125 mg	LD 500 mg,MD上调25%
头孢吡肟	1 g/袋,qd	1.25 g	LD 500 mg, MD 125 mg	LD 250 mg,MD上调25%
头孢他啶	1.0~1.5 g	ND	LD 500 mg, MD 125 mg	LD 500 mg,MD上调25%
环丙沙星	500 mg, po. bid	ND	LD 50 mg,MD 25 mg	ND
达托霉素	—	—	LD 100 mg,MD 20 mg	LD 500 mg,MD上调25%
氟康唑	200 mg,qd	ND	200 mg,qd	ND
庆大霉素	0.6 mg/kg	剂量上调25%	不推荐	不推荐
亚胺培南	1 g/袋,q12 h	—	LD 250 mg,MD 50 mg	LD 250 mg,MD上调25%
伊曲康唑	100 mg, q12 h	100 mg, q12 h	100 mg,q12 h	100 mg,q12 h

续表 4-13

特异性腹腔内治疗的药物剂量-已知培养结果				
药物名称	间断用药(qd)		持续用药(/L 透析液)	
	无尿	非无尿	无尿	非无尿
甲硝唑	250 mg, po, bid	ND	250 mg, po, bid	ND
甲氧苄啶-磺胺甲噁唑(TMP-SMZ)	160 ~ 800 mg, po, bid	ND	LD 320 mg/1 600 mg, po MD 80 mg/400 mg, po, qd	ND
万古霉素	15 ~ 30 mg/kg	每 3 ~ 7 d 剂量上调 25%	LD 1 g, MD 25 mg	LD 1 g, MD 上调 25%

注:①拔除腹透管的指征,1 个月内同一致病菌导致复发;5 d 内临床治疗失败;穿刺点和隧道感染;真菌腹膜炎;粪便菌群的腹膜炎(提示肠道穿孔)。②除非有说明,所有剂量都是腹腔内给药。③CAPD = 持续不卧床腹膜透析;LD = 负荷剂量;MD = 维持剂量;ND = 没有资料;NA = 无须调整,用肾功能正常时的剂量;无尿 = 尿量<100 mL/d;非无尿 = 尿量>100 mL/d。

第三节 临床常见病原体感染及感染性疾病的抗菌药物治疗

一、主要病原体的抗菌药物选择

主要病原体的抗菌药物选择见表 4-14。

表 4-14　主要病原体的抗菌药物选择

病原体	首选药物	备选药物
金黄色葡萄球菌		
甲氧西林敏感金黄色葡萄球菌(MSSA)	苯唑西林、氯唑西林	头孢唑林、头孢克洛、氨苄西林舒巴坦、克林霉素
耐甲氧西林金黄色葡萄球菌(MRSA)	万古霉素、去甲万古霉素	替考拉宁、达托霉素、利奈唑胺、夫西地酸、利福平、磷霉素、SMZHMP(后四者用于联合治疗)
CA-MRSA(社区获得性耐甲氧西林金黄色葡萄球菌)		
轻、中度感染	SM27TMP 或多西环素或利福平	克林霉素(D 试验阴性者)
严重感染	万古霉素或替考拉宁	达托霉素或利奈唑胺
凝固酶阴性葡萄球菌	万古霉素、去甲万古霉素	达托霉素或利奈唑胺
肺炎链球菌		
青霉素敏感菌	青霉素	氨苄西林、阿莫西林
青霉素中介菌	大剂量青霉素 G、氨苄西林或阿莫西林(用于非脑膜感染)	左氧氟沙星、莫西沙星
青霉素耐药菌	头孢曲松、头孢噻肟、左氧氟沙星、莫西沙星	万古霉素和(或)利福平
化脓性链球菌(A,C,G,F 群)	宵霉素或青霉素 V(对严重 A 群化脓性链球菌感染+克林霉素)	阿莫西林、氨苄西林、头孢唑林、红霉素、阿奇霉素、克拉霉素
无乳链球菌(B 群)	青霉素 G+庆大霉素	阿莫西林、氨苄西林、头孢唑林、红霉素、阿奇霉素、克拉霉素
草绿色链球菌(心内膜炎)	青霉素 G+庆大霉素	对青霉素 G 过敏者用万古霉素(或去甲万古霉素)

续表 4-14

病原体	首选药物	备选药物
粪肠球菌	青霉素或氨苄西林（系统感染），尿路感染（膀胱炎）：呋喃妥因、磷霉素	万古霉素（或去甲万古霉素、氨苄西林舒巴坦）
屎肠球菌	万古霉素或去甲万古霉素、呋喃妥因或磷霉素（尿路感染）	利奈唑胺、严重感染可与氨苄西林或利福平或氟喹诺酮类或氯霉素联合
棒状杆菌	万古霉素或去甲万古霉素	青霉素+庆大霉素（或阿米卡星）
白喉棒状杆菌	红霉素	克林霉素
单核细胞增多性李斯特菌	氨苄西林	SMZ/TMP、红霉素
淋病奈瑟菌		
不产酶株	青霉素、头孢克肟、头孢泊肟	氨苄西林
产酶株	头孢曲松、大观霉素	氟喹诺酮类
脑膜炎球菌	青霉素	头孢曲松、头孢呋辛、头孢噻肟
卡他莫拉菌	阿莫西林克拉维酸、氨苄西林舒巴坦	SMZ/TMP、红霉素、阿奇霉素、克拉霉素、头孢克洛、头孢丙烯等第2代抗生素
百日咳杆菌	红霉素	SMZ/TMP
布鲁氏菌属	链霉素（或庆大霉素）	多西环素+利福平，SMZ/TMP+庆大霉素
鼠疫耶尔森菌	链霉素、庆大霉素	环丙沙星、多西环素
嗜水气单胞菌	氟喹诺酮类	SMZ/TMP、头孢噻肟、头孢曲松
土拉热弗朗西丝菌（兔热病）	庆大霉素、妥布霉素、链霉素	环丙沙星、多西环素
阴道加德纳菌	甲硝唑	克林霉素

续表 4–14

病原体	首选药物	备选药物
流感嗜血杆菌		
非产酶株	氨苄西林、头孢呋辛	SMZ/TMP、氟喹诺酮类
产酶株	阿莫西林克拉维酸、氧苄西林舒巴坦	头孢噻肟、头孢曲松
杜克雷嗜血杆菌	头孢曲松、阿奇霉素	红霉素、环丙沙星
小肠结肠耶尔森菌	SMZ/TMP，氟喹诺酮类	头孢噻肟、头孢曲松、庆大霉素、阿米卡星
大肠埃希菌		
全身性感染	第3代或第4代头孢菌素和(或)氨基糖苷类	哌拉西林他唑巴坦、头孢哌酮舒巴坦、氟喹诺酮类和(或)氨基糖苷类
急性非复杂性下尿路感染	呋喃妥因、磷霉素口服	头孢氨苄、头孢拉定、头孢克洛、氟喹诺酮类、SMZ/TMP
急性非复杂性上尿路感染	氨苄西林舒巴坦、阿莫西林克拉维酸	头孢呋辛、第3代头孢菌素、氟喹诺酮类
克雷伯菌属	第3代或第4代头孢菌素	头孢哌酮舒巴坦、哌拉西林他唑巴坦、氟喹诺酮类和(或)氨基糖苷类、碳青霉烯类
柠檬酸杆菌属	第3代或第4代头孢菌素	头孢哌酮舒巴坦、哌拉西林他唑巴坦，氟喹诺酮类、亚胺培南、厄他培南、美罗培南等碳青霉烯类和(或)氨基糖苷类
变形杆菌属	头孢噻肟、头孢曲松、氨苄西林舒巴坦	氟喹诺酮类、氨基糖苷类
肠杆菌属，哈夫尼亚菌	头孢吡肟、环丙沙星和(或)氨基糖苷类	头孢哌酮舒巴坦、哌拉西林他唑巴坦、亚胺培南、厄他培南、美罗培南等碳青霉烯类

续表 4-14

病原体	首选药物	备选药物
摩根菌属	头孢噻肟、头孢曲松等第3代头孢菌素、阿米卡星	头孢哌酮舒巴坦、哌拉西林他唑巴坦
普鲁威登斯菌	阿米卡星、氟喹诺酮类、第3代头孢菌素	哌拉西林+阿米卡星、碳青霉烯类
伤寒沙门菌	氟喹诺酮类、头孢曲松	氯霉素、阿莫西林、SMZ/TMP
志贺菌属	氟喹诺酮类、阿奇霉素	磷霉素、SMZ/TMP、呋喃唑酮
沙雷菌属	第3、4代头孢菌素，碳青霉烯类，氟喹诺酮类	氨曲南、庆大霉素、头孢哌酮舒巴坦、哌拉西林他唑巴坦
不动杆菌属	碳青霉烯类、氟喹诺酮类+阿米卡星	氨苄西林舒巴坦、头孢哌酮舒巴坦
铜绿假单胞菌	头孢吡肟、头孢他啶、头孢哌酮、碳青霉烯类、环丙沙星+氨基糖苷类，严重感染头孢吡肟、头孢他啶+妥布霉素	头孢哌酮舒巴坦和(或)氨基糖苷类、哌拉西林他唑巴坦、氨曲南和(或)氨基糖苷类
嗜麦芽窄食单胞菌	SMZ/TMP、头孢哌酮舒巴坦、环丙沙星	替卡西林克拉维酸
洋葱伯克霍尔德菌	头孢他啶、美罗培南、哌拉西林他唑巴坦	SMZ/TMP、米诺环素、SMZ/TMP+多西环素
产碱杆菌属	头孢哌酮舒巴坦、哌拉西林他唑巴坦、亚胺培南、美罗培南	SMZ/TMP、哌拉西林、头孢他啶
空肠弯曲菌	红霉素	氟喹诺酮类
胎儿弯曲菌	庆大霉素	第3代头孢菌素
幽门螺梭菌	奥美拉唑+阿莫西林+克拉霉素	铋剂+四环素+甲硝唑+奥美拉唑
炭疽芽孢杆菌	环丙沙星、左氧氟沙星	多西环素
产气荚膜梭菌	青霉素和(或)克林霉素	多西环素

续表 4-14

病原体	首选药物	备选药物
破伤风芽孢杆菌	青霉素、甲硝唑	多西环素
艰难梭菌	甲硝唑(口服)	万古霉素口服(用于甲硝唑无效时)
拟杆菌属	甲硝唑	克林霉素、碳青霉烯类、替卡西林克拉维酸、哌拉西林他唑巴坦、阿莫西林克拉维酸、氨苄西林舒巴坦
厌氧链球菌属	青霉素	克拉霉素
军团菌属	氟喹诺酮类(左氧氟沙星、加替沙星、莫西沙星)、阿奇霉素、红霉素和(或)利福平	克拉霉素
立克次体属	多西环素	氯霉素、氟喹诺酮类
肺炎支原体	红霉素、阿奇霉素、克拉霉素、氟喹诺酮类	多西环素
肺炎衣原体	红霉素、多西环素	红霉素、氟喹诺酮类
沙眼衣原体	多西环素、阿奇霉素	红霉素
以色列放线菌	氨苄西林、青霉素	多西环素、头孢曲松、克林霉素、红霉素
霍乱弧菌	多西环素、氟喹诺酮类	SMZ/TMP
星形诺卡菌	SMZ/TMP	米诺环素
布氏包柔体及其他包柔体	头孢曲松、头孢呋辛、多西环素、阿莫西林	青霉素(大剂量)、头孢噻肟
回归热螺旋体	多西环素	红霉素
钩端螺旋体	青霉素	多西环素
梅毒螺旋体	青霉素	红霉素、多西环素、四环素

二、常见感染性疾病的抗菌药物的经验性治疗

(一)呼吸系统感染抗菌药物的经验性治疗

呼吸系统感染抗菌药物的经验性治疗见表 4-15。

表 4-15 呼吸系统感染抗菌药物的经验性治疗

感染类型	伴随症状	常见病原体	首选药物	备选药物	备注
急性上呼吸道感染	—	病毒	无抗菌药物使用指征	—	—
急性细菌性咽炎扁桃体炎	Ⅰ型:渗出或弥漫性红肿 Ⅱ型:扁桃体周围脓肿 Ⅲ型:膜型咽炎	A 群溶血性链球菌,少数为 C 群或 G 群溶血性链球菌;溶血性棒状杆菌;肺炎支原体	青霉素 G、普鲁卡因青霉素、口服青霉素 V、阿莫西林	克林霉素、阿奇霉素、克拉霉素、红霉素、第 2 代头孢菌素口服	(1)大环内酯类、克林霉素用于青霉素过敏者 (2)节星青霉素用于依从性差,难以完成全疗程者 (3)梭杆菌属,对大环内酯类耐药 (4)周围脓肿需外科引流,膜性咽炎需联合使用抗白喉类毒素治疗 (5)清除链球菌,疗程 10 d 以上
急性气管、支气管炎	—	通常为病毒,少数为肺炎支原体、肺炎衣原体或细菌	一般无抗菌药物应用指征	阿莫西林、阿奇霉素、克拉霉素、罗红霉素,上述药物不能耐受或过敏者给予左氧氟沙星	(1)衣原体感染抗菌药物疗程需适当延长 (2)应对急性咳嗽评估,以排除肺炎 (3)若生命体征异常,肺部呼吸音不对称,或咳嗽≥3 周应行胸部 X 射线片检查

续表4-15

感染类型	伴随症状	常见病原体	首选药物	备选药物	备注
慢性阻塞性肺疾病（COPD）急性加重	Ⅰ轻度急性加重	流感嗜血杆菌，肺炎链球菌、卡他莫拉菌、支原体、衣原体、病毒	口服：青霉素、阿莫西林克拉维酸钾、阿奇霉素、克拉霉素、头孢呋辛酯、头孢克洛、头孢丙烯、左氧氟沙星、莫西沙星	—	（1）抗菌治疗指征：具有呼吸困难、痰量增加、咳脓痰3项症状者；具有上述3项症状中的2项，且必须具有咳脓痰者；严重发作需要有创或无创的机械通气者 （2）铜绿假单胞菌的风险因素：近期住院治疗频繁发作（>4次/年）或近期（<3个月）；接受过抗菌药物治疗；病情严重（FEV_1<30%）；既往加重期分离出铜绿假单胞菌 （3）长期应用广谱抗菌药物和糖皮质激素者，应高度警惕合并曲霉菌感染的可能，进一步积极检查和治疗 （4）对确定或高度怀疑流感病毒感染者，应予抗病毒治疗
	Ⅱ中至重度急性加重	流感嗜血杆菌、肺炎链球菌、卡他莫拉菌、支原体、衣原体、病毒、铜绿假单胞菌	头孢他啶、头孢吡肟、头孢噻利、头孢哌酮舒巴坦、哌拉西林他唑巴坦、亚胺培南、美罗培南等，也可联合用氨基糖苷类、喹诺酮类（左氧氟沙星，环丙沙星）		
门诊治疗（推荐口服生物利用度高的抗菌药物）					

续表 4-15

感染类型	伴随症状	常见病原体	首选药物	备选药物	备注
社区获得性肺炎(CAP)	青壮年或者无基础疾病者	肺炎链球菌、肺炎支原体、肺炎衣原体、流感嗜血杆菌等	口服:青霉素、阿莫西林、阿莫西林克拉维酸、第1代或第2代头孢菌素、大环内酯类、多西环素、喹诺酮类	—	(1)门诊轻症患者,尽量使用生物利用度高的口服抗感染药物治疗 (2)我国部分城市肺炎链球菌及肺炎支原体对大环内酯类药物耐药率高,其临床意义尚缺少资料 (3)呼吸喹诺酮类仅适用于上述药物耐药率较高地区,β-内酰胺类过敏或不耐受和近3个月接受过其他类别抗菌药物治疗的患者
	老年人(≥65岁)或者有基础疾病者	肺炎链球菌、流感嗜血杆菌、需氧革兰氏阴性杆菌、金黄色葡萄球菌、卡他莫拉菌等	口服:第2代头孢菌素(头孢呋辛、头孢丙烯、头孢克洛等)±大环内酯类,阿莫西林克拉维酸、氨苄西林舒巴坦±大环内酯类、左氧氟沙星、莫西沙星等	—	年龄>65岁、存在基础疾病(如慢性心、肺、肝、肾疾病等)、糖尿病、免疫抑制、酗酒、3个月内接受β-内酰胺类药物治疗,是肺炎链球菌耐药的危险因素,不宜单用四环素类或大环内酯类药物

续表 4–15

感染类型	伴随症状	常见病原体	首选药物	备选药物	备注
社区获得性肺炎(CAP)	需入院治疗，但不必收入 ICU 的患者	肺炎链球菌、流感嗜血杆菌、混合感染(厌氧菌等)、需氧革兰氏阴性杆菌、金黄色葡萄球菌、肺炎支原体、肺炎衣原体等	静脉：第 2 代头孢菌素±四环素类、大环内酯类、呼吸喹诺酮类、阿莫西林克拉维酸钾、氨苄西林舒巴坦±大环内酯类、头孢曲松、头孢噻肟和(或)大环内酯类	—	(1)我国成人 CAP 致病菌中，肺炎链球菌对静脉青霉素耐药率约 2%，中介率 9% 左右。青霉素中介肺炎链球菌感染的住院 CAP 患者仍可以通过提高静脉青霉素剂量达到疗效 (2)疑似非典型病原体感染，首选四环素类和呼吸喹诺酮类，也可在综合评估后选择大环内酯类 (3)有基础疾病患者及老年人要考虑肠杆菌科杆菌感染可能并需进一步评估产超广谱β–内酰胺酶 ESBL 肠杆菌科感染的风险 (4)老年人需关注吸入风险因素
	需要收入 ICU 的重症患者，无铜绿假单胞菌感染的危险因素	肺炎链球菌、需氧革兰氏阴性杆菌、流感嗜血杆菌、嗜肺军团菌、金黄色葡萄球菌、肺炎支原体等	头孢噻肟或头孢曲松+大环内酯类或喹诺酮类；静脉给予呼吸喹诺酮类+氨基糖苷类；静脉给予阿莫西林克拉维酸或氨苄西林舒巴坦±大环内酯类或喹诺酮类；厄他培南+静脉用大环内酯类	—	(1)无基础疾病的青壮年，肺炎链球菌感染最常见，其他要考虑的病原体包括金黄色葡萄球菌、嗜肺军团菌、流感病毒等 (2)有基础疾病和老年人评估产 ESBL 肠杆菌科细菌感染的风险，关注吸入风险因素及相关病原菌的药物覆盖 (3)怀疑 MRSA 感染(坏死性肺炎、合并脓胸)，给予糖肽类(万古霉素、去甲万古霉素)、替考拉宁、利奈唑胺

续表 4-15

感染类型	伴随症状	常见病原体	首选药物	备选药物	备注
社区获得性肺炎(CAP)	需要收入 ICU 的重症患者,有铜绿假单胞菌感染的危险因素	肺炎链球菌、需氧革兰氏阴性杆菌、嗜肺军团菌、流感嗜血杆菌、金黄色葡萄球菌、肺炎支原体、铜绿假单胞菌等	具有抗铜绿假单胞菌活性的β-内酰胺类抗菌药物(如头孢他啶、头孢哌酮、头孢吡肟、头孢哌酮舒巴坦、哌拉西林他唑巴坦、美罗培南、亚胺培南等)+静脉用大环内酯类或环丙沙星、左氧氟沙星;必要时可联用氨基糖苷类	—	(1)铜绿假单胞菌,危险因素主要为:气道铜绿假单胞菌定植;因慢性气道疾病,反复使用抗菌药物或糖皮质激素 (2)重症患者或明确耐药患者联合用药

续表 4-15

感染类型	伴随症状	常见病原体	首选药物	备选药物	备注
医院获得性肺炎（HAP）/呼吸机相关性肺炎（VAP）	HAP 轻、中度无耐药危险因素	肺炎链球菌、流感嗜血杆菌、金黄色葡萄球菌、肠杆菌科细菌	无抗假单胞菌活性的第 3 代头孢菌素（头孢曲松、头孢噻肟）或第 4 代头孢菌素（头孢吡肟、头孢噻利）或呼吸喹诺酮（左氧氟沙星、莫西沙星）或 β-内酰胺类及其酶抑制复合制剂（阿莫西林克拉维酸、氨苄西林舒巴坦、哌拉西林他唑巴坦、头孢哌酮舒巴坦或厄他培南）	—	抗 MSSA 也可选择苯唑西林或头孢唑林

续表 4-15

感染类型	伴随症状	常见病原体	首选药物	备选药物	备注
医院获得性肺炎（HAP）/呼吸机相关性肺炎（VAP）	HAP/VAP 轻、中度，有多药耐药（MDR）危险因素	肺炎链球菌，流感嗜血杆菌、金黄色葡萄球菊、肠杆菌科细菌、MRSA、铜绿假单胞菌	头孢他啶、头孢吡肟、哌拉西林他唑巴坦、头孢哌酮舒巴坦和（或）抗 MRSA 药物（万古霉素、去甲万古霉素、替考拉宁、利奈唑胺，如怀疑铜绿假单胞菌：抗假单胞菌头孢菌素、抗假单胞菌 β-内酰胺+酶抑制剂复合制剂（哌拉西林他唑巴坦、头孢哌酮舒巴坦）、抗假单胞菌碳青霉烯类+左氧氟沙星、环丙沙星、氨基糖苷类（阿米卡星、妥布霉素）	—	（1）覆盖 MRSA 的指征：近 3 个月内有静脉抗菌药物应用史，所在医院或病区 MRSA 在金葡菌的流行率>20% 或不降，主动筛查，提示 MRSA 风险性在增加 （2）抗铜绿假单胞菌联合用药的指征：所在病房或 ICU，该菌耐药率>10%

续表 4-15

感染类型	伴随症状	常见病原体	首选药物	备选药物	备注
医院获得性肺炎（HAP）/呼吸机相关性肺炎(VAP)	HAP/VAP 重度,有 MDR 危险因素	肺炎链球菌、流感嗜血杆菌、金黄色葡萄球菌、肠杆菌科细菌，MRSA、铜绿假单胞菌、MDR/广泛耐药（XDR）肠杆菌科细菌、非发酵菌（铜绿假单胞菌、不动杆菌）	①同 HAP/VAP 轻、中度治疗药物;②如果高度怀疑或确定碳青霉烯耐药肠杆菌(CRE)或交叉耐药(CDR)非发酵菌(铜绿假单胞菌、不动杆菌)抗菌治疗可选择: (1)高剂量碳青霉烯(如美罗培南+多黏菌素或多黏菌素+磷霉素,或头孢他啶或头孢吡肟+阿莫西林克拉维酸 (2)XDR 铜绿假单胞菌:多黏菌素+有抗假单胞菌活性的 β-内酰胺类或碳青霉烯类或喹诺酮类或同时三药联合 (3)XDR 不动杆菌:含舒巴坦制剂(头孢哌酮舒巴坦、氨苄西林舒巴坦)+多黏菌素,或多黏菌素+碳青霉烯类	—	(1)多黏菌素不良反应严重,近年来主张仅在没有其他药物可选时使用,并推荐同时静脉给药和气道内局部给药,阿米卡星肺递送系统(PP-DS)的给药剂为 400 mg q12 h;在 VIP 黏菌素 E,推荐 15 mg q 8 h,经呼吸机雾化装置给药,其在肺部的 PK/PD 优于多黏菌素 B (2)治疗 XDR 不动杆菌舒巴坦剂量应当不低于 6 g/d,注意监测肾功能 (3)DSA 不推荐用替加环素治疗 VIP,临床需结合实际情况考虑

(二)泌尿系统感染抗菌药物的经验性治疗

泌尿系统感染抗菌药物的经验性治疗见表4-16。

表4-16　泌尿系统感染抗菌药物的经验性治疗

感染类型及伴随病症	病原体	首选药物	备选药物	备注
急性非复杂性下尿路感染(急性膀胱炎、尿道炎)	大肠埃希菌为主,腐生葡萄球菌、肠球菌属	呋喃妥因或磷霉素氨丁三醇	口服头孢氨苄、头孢拉定、头孢克洛,氟喹诺酮类,SMZ/TMP	(1)大肠埃希菌对氟喹诺酮类和SMZ/TMP已高度耐药,注意结合药敏试验结果选用 (2)呋喃妥因禁用于足月孕妇
急性非复杂性上尿路感染(急性肾盂肾炎)	大肠埃希菌、其他肠杆菌科细菌、肠球菌属	氨苄西林、阿莫西林或第1、2、3代头孢菌素	氨苄西林舒巴坦、阿莫西林克拉维酸等,氟喹诺酮或碳青霉烯类	碳青霉烯类用于重症或伴血流感染
复杂性尿路感染	肠杆菌科细菌、铜绿假单胞菌、肠球菌	氟喹诺酮类、哌拉西林、氨苄西林、头孢噻肟,必要时可联用庆大霉素	头孢他啶、氨苄西林舒巴坦、哌拉西林他唑巴坦等	(1)抗感染药常需依据尿培养及药敏试验结果选用 (2)须纠正复杂因素才能控制感染,否则易转为慢性

续表 4-16

感染类型及伴随病症	病原体	首选药物	备选药物	备注
反复发作性尿路感染	大肠埃希菌、其他肠杆菌科细菌，肠球菌属	发作时肾炎或急性膀胱炎	—	可考虑在急性发作控制后予长期抑菌治疗，推荐每晚睡前口服SMZ/TMP 1片或呋喃妥因0.1 mg，疗程3~6个月
学龄前儿童、孕妇感染	需氧革兰氏阴性杆菌、葡萄球菌属	根据尿培养及药敏结果制订治疗方案：可选阿莫西林，口服头孢菌素、呋喃妥因		国内常见临床分离菌对SMZ/TMP耐药严重，推荐呋喃妥因

（三）血流感染抗菌药物的经验性治疗

血流感染抗菌药物的经验性治疗见表4-17。

表4-17　血流感染抗菌药物的经验性治疗

感染类型	伴随症状	病原体	首选药物	备选药物
原发性血流感染	没有明显的原发感染灶	MRSA、耐甲氧西林凝固酶阴性葡萄球菌	万古霉素、去甲万古霉素、替考拉宁	达托霉素
	—	MSSA、甲氧西林敏感凝固酶阴性葡萄球菌	苯唑西林、头孢唑林	万古霉素、去甲万古霉素、替考拉宁
	—	肠球菌	青霉素、氨苄西林	万古霉素、替考拉宁

续表4-17

感染类型	伴随症状	病原体	首选药物	备选药物
原发性血流感染	—	大肠埃希菌、克雷伯菌属、肠杆菌属	头孢菌素敏感可选择：第3代头孢菌素如头孢他啶；第4代头孢菌素如头孢吡肟、头孢噻利	头孢菌素不敏感细菌可选择：哌拉西林他唑巴坦、头孢哌酮舒巴坦；碳青霉烯如、亚胺培南西司他丁、美罗培南、帕尼培南倍他米隆厄他培南、比阿培南
	—	铜绿假单胞菌、不动杆菌属	抗假单胞菌β-内酰胺类如头孢他啶、头孢吡肟、头孢噻利、哌拉西林他唑巴坦、头孢哌酮舒巴坦，碳青霉烯类如亚胺培南、美罗培南、帕尼培南倍他米隆、比阿培南，酌情联合氨基糖苷类抗生素	—

续表 4-17

感染类型	伴随症状	病原体	首选药物	备选药物
	寻找并确定原发感染灶，及时采取感染控制措施，尽快开始恰当的抗菌药治疗，需要根据感染灶、可能致病菌及其药物敏感性，以及宿主免疫状态经验性选择抗菌药物			
	CAP	肺炎链球菌、流感嗜血杆菌、卡他莫拉菌	头孢曲松+阿奇霉素	厄他培南+阿奇霉素或喹诺酮类左氧氟沙星或莫西沙星
继发性血流感染	HAP	肠杆菌科、不动杆菌属、铜绿假单胞菌、MRSA	亚胺培南西司他丁、美罗培南、帕尼培南倍他米隆、比阿培南、头孢哌酮舒巴坦和（或）万古霉素、利奈唑胺或替考拉宁或去甲万古霉素	—
	导管相关感染（免疫功能正常者）	表皮葡萄球菌、金黄色葡萄球菌	甲氧西林敏感菌株感染用苯唑西林、头孢唑林	甲氧西林耐药菌株感染者用万古霉素、去甲万古霉素、替考拉宁
	烧伤，中性粒细胞缺乏（免疫功能缺陷者）	表皮葡萄球菌、甲氧西林敏感耐药金黄色葡萄球菌、假单胞菌属、肠杆菌科、杰氏棒杆菌、曲霉、根霉	万古霉素+抗假单胞菌头孢菌素或抗假单胞菌青霉素；或以上抗假单胞菌药物+氨基糖苷类，酌情选用抗真菌药物	万古霉素+抗假单胞菌碳青霉烯

续表4-17

感染类型	伴随症状	病原体	首选药物	备选药物
继发性血流感染	腹膜炎	肠杆菌科细菌、拟杆菌属、肠球菌	哌拉西林他唑巴坦、头孢哌酮舒巴坦、厄他培南	亚胺培南西司他丁、美罗培南、帕尼培南倍他米隆、比阿培南
	胆囊炎、胆管炎	肠杆菌科细菌、肠球菌、拟杆菌、芽孢杆菌属、极少为念珠菌孢菌素天然耐药)	头孢哌酮舒巴坦、哌拉西林他唑巴坦、厄他培南	亚胺培南西司他丁、美罗培南，帕尼培南倍他米隆、比阿培南
	泌尿系统感染	肠杆菌科细菌(大肠埃希菌)铜绿假单胞菌、肠球菌、金黄色葡萄球菌极少	哌拉西林他唑巴坦、碳青霉烯类如亚胺培南西司他丁、美罗培南、帕尼培南倍他米隆、比阿培南	氟喹诺酮类如环丙沙星或左氧氟沙星(尿源细菌对喹诺酮类药物耐药率较高)
	静脉营养	表皮葡萄球菌、金黄色葡萄球菌、念珠菌较常见	万古霉素和(或)伏立康唑，或棘白菌素类	—
	静脉脂肪乳	表皮葡萄球菌、糠秕马拉色菌	万古霉素、氟康唑	去甲万古霉素、替考拉宁

(四)中枢神经系统感染抗菌药物的经验性治疗

中枢神经系统感染抗菌药物的经验性治疗见表4-18。

表4-18 中枢神经系统感染抗菌药物的经验性治疗

感染类型	年龄/伴随情况	病原体	首选药物	备选药物	备注
细菌性脑膜炎	年龄<1个月	B群溶血性链球菌、埃希菌、肺炎克雷伯菌	氨苄西林+头孢曲松或头孢噻肟	氨苄西林+庆大霉素	
	1个月至50岁	肺炎链球菌、脑膜炎球菌，免疫缺陷者尚需考虑单核细胞李斯特菌	氨苄西林或头孢曲松或头孢噻肟+地塞米松（首剂在抗菌药物给药前10～20 min使用）+万古霉素，如疑为李斯特菌，加用氨苄西林	美罗培南+万古霉素	青霉素严重过敏者，避免使用头孢类抗生素，可在万古霉素基础上加氯霉素（针对脑膜炎球菌），免疫缺陷患者加用SMZ/TMP 5 mg/kg，q 6 h～q 8 h（针对李斯特菌）
	>50岁	肺炎链球菌：脑膜炎球菌、单核细胞李斯特菌、革兰氏阴性杆菌	万古霉素+氨苄西林+头孢曲松+地塞米松（首剂在抗菌药物给药前15～20 min使用）	美罗培南+万古霉素	青霉素严重过敏者，避免使用头孢菌素，在培养结果获得前可在万古霉素基础上加用氯霉素，免疫缺陷患者加SMZ/TMP

续表 4-18

感染类型	年龄/伴随情况	病原体	首选药物	备选药物	备注
细菌性脑膜炎	继发于颅底骨折	肺炎链球菌、流感嗜血杆菌、A 群链球菌	头孢曲松或头孢噻肟和(或)万古霉素	万古霉素+美罗培南	—
	颅脑手术或耳蜗植入后	肺炎链球菌、金黄色葡萄球菌、表皮葡萄球菌、肠杆菌科细菌、铜绿假单胞菌	万古霉素+头孢他啶或头孢吡肟或美罗培南或帕尼培南倍他米隆或头孢哌酮舒巴坦	利奈唑胺+抗革兰氏阴性菌药物	—
	继发于穿透伤	金黄色葡萄球菌、表皮葡萄球菌、革兰氏阴性杆菌	万古霉素+头孢他啶或头孢吡肟或美罗培南或帕尼培南倍他米隆	利奈唑胺+抗革兰氏阴性菌药物	—
	脑室腹腔分流术后(脑室炎脑膜炎)	表皮葡萄球菌、金黄色葡萄球菌、革兰氏阴性杆菌	头孢他啶或头孢吡肟或美罗培南或帕尼培南倍他米隆+万古霉素	利奈唑胺+抗革兰氏阴性菌药物	若要保留分流管,可能需脑室内用药
	颅脑创伤后,颅脑手术后	金黄色葡萄球菌、表皮葡萄球菌、肠杆菌科细菌、铜绿假单胞菌	苯唑西林或双氯西林或氯唑西林+头孢哌酮舒巴坦或头孢他啶或头孢吡肟	怀疑 MRSA,加用万古霉素	脓肿大于 2.5 cm者需要外科处理

续表 4-18

感染类型	年龄/伴随情况	病原体	首选药物	备选药物	备注
脑脓肿	继发于心内膜炎	金黄色葡萄球菌、链球菌属、肠球菌	氯唑西林、万古霉素、去甲万古霉素	—	可加用氨基糖苷类药物，根据细菌培养结果选择药物
	继发于鼻窦炎	厌氧和需氧链球菌、拟杆菌	头孢噻肟或头孢曲松+甲硝唑	拉氧头孢	—
	继发于中耳炎、乳突炎	拟杆菌、链球菌、肠杆菌科细菌、铜绿假单胞菌	甲硝唑+头孢曲松或头孢噻肟（剂量同前），若怀疑铜绿假单胞菌，则联合头孢他啶或头孢吡肟	—	—
硬脑膜下积液	大多继发于鼻窦炎、中耳炎	拟杆菌、链球菌、肠杆菌科细菌、铜绿假单胞菌	甲硝唑+青霉素+头孢他啶	—	—
海绵静脉窦炎	—	金黄色葡萄球菌、链球菌、流感嗜血杆菌	万古霉素+头孢曲松	利奈唑胺+头孢曲松	可用肝素

（五）腹腔与消化道感染抗菌药物的经验性治疗

腹腔与消化道感染抗菌药物的经验性治疗见表 4-19。

表4-19 腹腔与消化道感染抗菌药物的经验性治疗

感染类型	伴随病症	病原体	首选药物	备选药物	备注
自发性细菌性腹膜炎	多见于肝硬化或慢性肾炎腹水患者；诊断：腹腔积液细菌培养阳性或腹水中中性粒细胞>250个/mm^3，排除继发性腹膜炎	肠杆菌科细菌为主，包括产ESBL大肠埃希菌和克雷伯杆菌；其他有肺炎链球菌、肠球菌，厌氧菌少见	头孢曲松、头孢噻肟，或头孢哌酮舒巴坦、哌拉西林他唑巴坦、厄他培南	头孢他啶或头孢吡肟，或碳青霉烯包括亚胺培南西司他丁、美罗培南、帕尼培南倍他米隆、比阿培南，或头孢美唑或头孢西丁+阿米卡星	血培养阳性者需治疗2周；肝病患者尽量不用氨基糖苷类
继发性腹膜炎	多见于腹腔脏器穿孔（小肠、阑尾、结肠）	多菌种混合感染多见：肠杆菌科细菌（大肠埃希菌、克雷伯菌属、肠杆菌属）；拟杆菌（尤其是下消化道穿孔）；铜绿假单胞菌；其他有肠球菌、不动杆菌等	轻、中症：头孢他啶+甲硝唑，或哌拉西林他唑巴坦，或头孢哌酮舒巴坦，或厄他培南，或拉氧头孢 重症：亚胺培南西司他丁、美罗培南、帕尼培南倍他米隆、比阿培南、替加环素	对青霉素、头孢菌素过敏者可用莫西沙星	大多需手术治疗，经验治疗无须覆盖肠球菌
腹膜透析引起的腹膜炎	诊断：腹透液混浊，白细胞>100个/mL，中性粒细胞>50%	金黄色葡萄球菌（最多见），凝固酶阴性葡萄球菌肠杆菌和非发酵菌较少，偶有非结核分枝杆菌（偶然分枝杆菌、龟分枝杆菌）	轻症：万古霉素或去甲万古霉素+头孢他啶或头孢曲松或头孢吡肟，加入腹透液 重症：相同药静脉滴注，根据肾功能调整剂量，同时加药于腹透液中	厄他培南	用药前取200～400 mL从腹腔引出的透析液离心，沉淀物做染色片及培养，涂片结果可指导经验治疗；若培养出多种革兰氏阴性杆菌，必须拔除透析管

续表 4-19

感染类型	伴随病症	病原体	首选药物	备选药物	备注
腹腔脓肿	常见膈下、盆腔、肠袢间脓肿	肠杆菌科细菌、厌氧类杆菌、梭状芽孢杆菌	头孢他啶或头孢曲松或头孢吡肟+甲硝唑，或哌拉西林他唑巴坦(剂量同继发性腹膜炎)	厄他培南	关键治疗是充分引流(切开或穿刺抽吸、置管、冲洗)，抗菌药物仅是辅助治疗
急性胆囊炎、急性胆管炎、胆源性脓毒症	常伴有胆道梗阻	肠杆菌科(大肠埃希菌、肺炎克雷伯菌、肠杆菌属)多见，非发酵菌(不动杆菌、铜绿假单胞菌)，拟杆菌、肠球菌	第3代头孢菌素(头孢他啶，或头孢曲松)+甲硝唑，或头孢哌酮舒巴坦、哌拉西林他唑巴坦、厄他培南	严重感染危及生命：亚胺培南西司他丁、美罗培南、帕尼培南倍他米隆，比阿培南	胆道感染和有胆道梗阻者必须充分引流(手术或置管)；重症感染需要覆盖厌氧菌：国外推荐用氟喹诺酮，但国内其耐药率高；头孢曲松不能与钙剂同用，易形成胆管泥沙
胰腺感染	多在急性胰腺炎、胰腺坏死的基础上发生；多发生于起病7～10 d后；CT显示坏死病灶中气泡征；细针穿刺吸引物培养阳性是确诊"金标准"	大肠埃希菌、克雷伯菌属、变形杆菌、厌氧拟杆菌、肠球菌、葡萄球菌等	哌拉西林他唑巴坦，或头孢哌酮舒巴坦和(或)甲硝唑	亚胺培南西司他丁、美罗培南、帕尼培南倍他米隆、比阿培南、氟喹诺酮类(莫西沙星、环丙沙星、左氧氟沙星)和(或)甲硝唑	抗生素预防急性胰腺炎并发感染的有效性尚无定论，如果用药，一般不超过2周；应根据细针穿刺吸引物或手术标本的细菌学检查结果调整用药方案；根据本地流行病学资料决定是否需要覆盖MRSA

续表4-19

感染类型	伴随病症	病原体	首选药物	备选药物	备注
病原体不确定感染性腹泻	轻、中度腹泻	细菌、病毒和寄生虫	液体疗法：口服或静脉补液为主；通常不提倡使用抗菌药物。只有对于那些伴有血性腹泻（最有可能是细菌性痢疾）、疑似霍乱并重度脱水、严重非肠道感染（如肺炎）的患者需要使用抗菌药物	感染大肠埃希菌 O157：H7 的患者早期使用抗菌药物可增加发生溶血尿毒症综合征（HUS）的风险，不推荐使用抗菌药物；病毒性腹泻无有效抗病毒药物止泻：如有发热、血便或怀疑 HUS 时禁用	—
	重度腹泻（不成形便≥6次），合并毒血症（体温≥38 ℃），里急后重（血便或便中有白细胞）	志贺菌、沙门菌、空肠弯曲杆菌、大肠埃希菌 O157：H7，产酸克雷伯菌	环丙沙星或左氧氟沙星	SMZ/TMZ	病毒性腹泻无有效抗病毒药物，大肠埃希菌 O157：H7 感染不推荐使用抗菌药物

续表 4-19

感染类型	伴随病症	病原体	首选药物	备选药物	备注
抗菌药物相关性腹泻	轻、中度：BC $<15\times10^9$/L，肌酐正常	艰难梭菌	停用引起腹泻的抗菌药物，观察 48 h；口服甲硝唑 10 d	口服万古霉素 10 d；无法口服者，静脉滴注甲硝唑 10 d	（1）确定诊断，停用相关抗菌药物 （2）禁用止泻药 （3）益生菌治疗效果证据不充分 （4）考虑外科：肠穿孔、中毒性巨结肠、腹膜炎、系统性中毒、低血压、脓毒症、器官衰竭、精神改变、血 WBC >50 000/μL、乳酸>5 mmol/L、药物 5 d 无效 （5）改用万古霉素的情况：甲硝唑 5 d 无效；二次复发；不能耐受甲硝唑；孕妇；>65 岁者；注意补液、肠道隔离等
	重度：BC $>15\times10^9$/L，肌酐升高 50%	艰难梭菌	口服万古霉素，可加至 10 d		
	严重并发症：肠梗阻、中毒性巨结肠、低血压，须入 ICU 等	艰难梭菌	万古霉素鼻胃管+甲硝唑 iv。完全肠梗阻者：万古霉素灌肠+甲硝唑 iv，10 d		
	首次复发	艰难梭菌	万古霉素口服或甲硝唑口服 10 d		
	再次复发	艰难梭菌	万古霉素（125 mg，po，qid）10 d+减量（bid，7 d；qd，7 d）；万古霉素（125 mg，po，qid）10 d+脉冲（125 ~ 500 mg/d，每 2 ~ 3 d，至少 3 周）		

续表 4-19

感染类型	伴随病症	病原体	首选药物	备选药物	备注
幽门螺杆菌相关消化性胃溃疡	消化性溃疡、胃溃疡	幽门螺杆菌	三联：质子泵抑制剂（PPI）（如奥美拉唑）+阿莫西林+克拉霉素 14 d 三联：PPI（如奥美拉唑）+甲硝唑+克拉霉素 14 d 序贯：PPI（如奥美拉唑）+阿莫西林 5 d，继以 PPI（如奥美拉唑）+替硝唑+克拉霉素 5 d 四联：铋剂+PPI（如奥美拉唑）+四环素+甲硝唑 10～14 d；PPI（如奥美拉唑）+克拉霉素+阿莫西林+甲硝唑 7～10 d	三联：PPI（如奥美拉唑）+阿莫西林+左氧氟沙星 10 d	（1）若上述疗法均失败，考虑根据培养药敏结果调整用药 （2）由于克拉霉素耐药性逐渐升高，耐药高发地区选用不含克拉霉素方案 （3）对阿莫西林过敏患者采取不含阿莫西林方案，如三联：PPI（如奥美拉唑）+甲硝唑+四环素 10 d。四联：PPI（如奥美拉唑）+左氧氟沙星+克拉霉素 10 d （4）PPI 其他选择：兰索拉唑、雷贝拉唑、埃索美拉唑

（六）骨关节感染抗菌药物的经验性治疗

骨关节感染抗菌药物的经验性治疗见表 4-20。

表4-20　骨关节感染抗菌药物的经验性治疗

感染类型	伴随情况	病原体	首选药物	备选药物	备注
骨髓炎	血源性骨髓炎				
	新生儿(<4个月)	金黄色葡萄球菌、肠杆菌、B群链球菌	苯唑西林+头孢他啶或头孢吡肟	怀疑MRSA：万古霉素或去甲万古霉素+头孢他啶或头孢吡肟	用药前应先做血培养及骨组织涂片和培养，疗程一般4~6周
	>4个月小儿及成人	金黄色葡萄球菌、A群链球菌，肠道杆菌罕见	MSSA感染，苯唑西林或氯唑西林4~6周	怀疑MRSA感染：万古霉素或去甲万古霉素	若涂片发现革兰氏阴性杆菌，加用头孢他啶或头孢吡肟
	镰状细胞贫血	沙门菌属，其他革兰氏阴性杆菌	头孢曲松、环丙沙星(儿童除外)4~6周	头孢他啶或头孢哌酮舒巴坦4~6周	—
	静脉吸毒或接受血透者	金黄色葡萄球菌、铜绿假单胞菌	苯唑西林或氧唑西林+妥布霉素或环丙沙星4~6周	第3、4代头孢菌素+氨基糖苷类4~6周	MRSA用万古霉素或去甲万古霉素
	继发于局灶感染的骨髓炎				
	骨折复位内固定术后	金黄色葡萄球菌、革兰氏阴性杆菌、铜绿假单胞菌	怀疑MRSA感染：苯唑西林或氧唑西林+环丙沙星或妥布霉素	怀疑MRSA感染：万古霉素或去甲万古霉素或替考拉宁	根据病原体检查结果调整药物治疗方案
	胸骨劈开术后	金黄色葡萄球菌、表皮葡萄球菌	万古霉素或去甲万古霉素	万古霉素或去甲万古霉素+第3代头孢菌素或氟喹诺酮类	—
	足底钉刺致骨髓炎	铜绿假单胞菌	头孢他啶或头孢哌酮舒巴坦或头孢吡肟	环丙沙星(儿童除外)和(或)氨基糖苷类	—

续表4-20

感染类型	伴随情况	病原体	首选药物	备选药物	备注
骨髓炎	伴有血供不足的骨髓炎（神经系统损害和压力性损伤、外周血管病、糖尿病神经病变）	多种病原菌：革兰氏阳性需氧或厌氧菌、革兰氏阴性需氧或厌氧菌	轻症（门诊）：阿莫西林克拉维酸或氨苄西林舒巴坦重症：头孢哌酮舒巴坦或哌拉西林他唑巴坦或头孢吡肟+甲硝唑	碳青霉烯类	(1)除非病情紧急，尽量避免经验性用药 (2)疗程至少8周 (3)清创并取骨标本做培养 (4)如有可能应重建血供
	慢性骨髓炎				
	所有年龄段	金黄色葡萄球菌、肠杆菌科细菌、铜绿假单胞菌	根据细菌培养及药敏结果用药，不推荐经验用药，需要手术		急性发作可按血源性骨髓炎经验用药
感染性关节炎	成人急性单关节炎（无性传播疾病高危情况）	金黄色葡萄球菌、化脓性链球菌、肺炎链球菌、流感嗜血杆菌、革兰氏阴性杆菌等	苯唑西林+第3代头孢菌素	苯唑西林+氨基糖苷类；若MRSA高发，用万古霉素或去甲万古霉素代替苯唑西林	根据培养结果行目标治疗
	成人急性单关节炎（有性传播疾病高危情况）	淋病奈瑟菌、金黄色葡萄球菌、链球菌，革兰氏阴性杆菌少见	头孢曲松或头孢噻肟	万古霉素或去甲万古霉素+第3代头孢菌素；或苯唑西林（疑为MRSA感染时用万古霉素或去甲万古霉素）+氨基糖苷类或环丙沙星	革兰氏染色找淋病奈瑟菌常阴性；先采集血、尿及关节液标本，然后用药
	慢性单关节炎	布鲁氏菌、诺卡菌、分枝杆菌、真菌	无经验治疗	—	均为目标治疗，根据微生物检查结果用药

续表 4-20

感染类型	伴随情况	病原体	首选药物	备选药物	备注
感染性关节炎	成人急性多关节炎	淋病奈瑟菌	头孢曲松或头孢噻肟	—	需要排除非感染性关节炎
	关节穿刺或关节镜等手术后	表皮葡萄球菌、金黄色葡萄球菌、肠杆菌科细菌、假单胞菌属	万古霉素或去甲万古霉素+抗假单胞菌氨基糖苷类	找到革兰氏阳性菌者：苯唑西林+氨基糖苷类	尽量确定感染病原菌
	人工关节术后	金黄色葡萄球菌（含 MRSA），表皮葡萄球菌、肠杆菌科细菌、铜绿假单胞菌	无经验治疗方案，需根据培养及药敏试验结果用药	—	早期感染强调彻底清创，慢性感染必须去除假体

（七）皮肤软组织感染抗菌药物的经验性治疗

皮肤软组织感染抗菌药物的经验性治疗见表 4-21。

表 4-21 皮肤软组织感染抗菌药物的经验性治疗

感染类型	伴随情况	病原体	首选药物	备选药物	备注
急性蜂窝织炎	—	链球菌、金黄色葡萄球菌	青霉素或苯唑西林或第 1 代头孢菌素；轻症口服，重症静脉滴注		—
毛囊炎	金黄色葡萄球菌较多见	—	只需局部治疗：外用2%莫匹罗星软膏、2%夫西地酸软膏、2.5%碘酊、鱼石脂软膏		常为自限性
脓疱疮	金黄色葡萄球菌、A 群溶血性链球菌	—	局部治疗为主，外用 2%莫匹罗星软膏、2%夫西地酸软膏、鱼石脂软膏	皮损泛发、伴发热等全身症状者：口服氯唑西林、阿莫西林、头孢氨苄、头孢呋辛酯等	—

续表 4-21

感染类型	伴随情况	病原体	首选药物	备选药物	备注
疖、痈	—	金黄色葡萄球菌	大的脓肿(直径>5 cm)伴全身症状者需全身用药：口服氯唑西林或苯唑西林或注射头孢唑林		(1)浸润硬结期：热敷，局部用药；脓肿形成后：切开引流 (2)反复发作(疖病)者：2%莫匹罗星软膏涂抹鼻孔，每日2次，清除带菌状态
化脓性淋巴结炎	—	A、B群链球菌、金黄色葡萄球菌	青霉素或氯唑西林，轻症口服，重症静脉滴注		口服第1、2代头孢菌素
化脓性大汗腺炎	腋下或腹股沟汗腺角化堵塞引起	金黄色葡萄球菌、肠杆菌科、假单胞菌、厌氧菌	口服第1、2代头孢菌素(如头孢氨苄、头孢拉定、头孢呋辛酯、头孢克洛等)，局部热敷，理疗		多数需切开引流
淋巴管炎、急性丹毒	—	A群溶血性链球菌、金黄色葡萄球菌少见	轻症：口服苯唑西林或头孢氨苄；重症：静脉滴注青霉素或头孢唑林		疗程要足够，否则容易复发；如有足癣，需同时治疗
坏死性筋膜炎	—	常有多种细菌：A、C、G群链球菌，金黄色葡萄球菌，肠杆菌科细菌，厌氧菌(梭菌、消化链球菌)	氯唑西林+甲硝唑或哌拉西林他唑巴坦或头孢哌酮舒巴坦和(或)氨基糖苷类	重症可用碳青霉烯类	关键治疗是广泛切开；做脓液染色涂片，指导抗生素治疗
新生儿皮下坏疽	一般发生在腰骶部	金黄色葡萄球菌	青霉素、苯唑西林	—	—

续表 4-21

感染类型	伴随情况	病原体	首选药物	备选药物	备注
烧伤创面感染	—	金黄色葡萄球菌、铜绿假单胞菌、化脓性链球菌、肠杆菌科、粪肠球菌等	根据感染情况选择苯唑西林，或头孢唑啉，或哌拉西林他唑巴坦，或头孢哌酮舒巴坦	伴脓毒症者：碳青霉烯类+万古霉素或去甲万古霉素	及时切痂很重要
手术切口感染	不涉及消化道和女性生殖道的手术	金黄色葡萄球菌、表皮葡萄球菌	轻症，不伴有毒血症状：仅需通畅引流；伴全身毒血症状：氨苄西林舒巴坦，或阿莫西林，或头孢唑林，或头孢呋辛	怀疑 MRSA 感染：万古霉素、去甲万古霉素或替考拉宁	—
气性坏疽	—	产气荚膜梭菌	青霉素+克林霉素	头孢曲松+大环内酯类	需紧急切开清创
动物咬伤后感染	猫咬伤	多杀巴斯德菌、金黄色葡萄球菌	阿莫西林克拉维酸	头孢呋辛酯或多西环素	感染率高达80%
	狗咬伤	多杀巴斯德菌、金黄色葡萄球菌、拟杆菌、梭杆菌	阿莫西林克拉维酸	克林霉素+氟喹诺酮类（儿童除外）	需使用狂犬病疫苗；感染率仅为5%，严重咬伤才需要用药
	鼠咬伤	小螺旋菌、念珠状链杆菌	阿莫西林克拉维酸	多西环素	无须使用狂犬病疫苗
刺伤感染	一般刺伤	金黄色葡萄球菌、链球菌	环丙沙星或左氧氟沙星（儿童除外）	轻微刺伤无须用药；小儿可用阿莫西林克拉维酸	清洗，去除异物；深刺伤有可能发展为骨髓炎
	穿透运动鞋的足底钉刺伤	铜绿假单胞菌	环丙沙星或左氧氟沙星（儿童除外）	头孢他啶	(1)局部清创去净异物 (2)需预防破伤风

续表 4-21

感染类型	伴随情况	病原体	首选药物	备选药物	备注
刺伤感染	涉及消化道和女性生殖道的手术	金黄色葡萄球菌、表皮葡萄球菌、肠杆菌科、厌氧拟杆菌	轻症，不伴有毒血症状：仅需通畅引流；伴全身毒血症状：第2、3代头孢菌素+甲硝唑，或头孢哌酮舒巴坦，或哌拉西林他唑巴坦	怀疑MRSA感染：万古霉素或去甲万古霉素或替考拉宁	—
糖尿病足感染	局限性感染范围<2 cm	金黄色葡萄球菌多见，少数为链球菌	氯唑西林或左氧氟沙星	头孢氨苄或头孢拉定	—
	溃疡、炎症范围≥2 cm且累及筋膜	常为混合感染：金黄色葡萄球菌、链球菌、肠杆菌科、铜绿假单胞菌、厌氧菌	氨苄西林舒巴坦，或阿莫西林克拉维酸	伴全身中毒症状：静脉用头孢哌酮舒巴坦，哌拉西林他唑巴坦，碳青霉烯类；怀疑MRSA感染：静脉用万古霉素或去甲万古霉素或替考拉宁	(1)控制血糖 (2)清创+负压吸引有效
非结核分枝杆菌感染	主要表现为皮肤脓肿反复破溃形成多处窦道，施行手术清创无效	龟分枝杆菌、脓肿分枝杆菌、偶然分枝杆菌、溃疡分枝杆菌等	克拉霉素，或阿奇霉素，或左氧氟沙星	其他有效的药物有阿米卡星、头孢西丁、头孢美唑、利福布汀、喹诺酮类、亚胺培南等	(1)明确病原体，联合用药可提高疗效 (2)疗程至少6个月，难治者超过1年 (3)通常还需辅以手术清创

参考文献

[1]徐峰. 临床药学实践指导[M]. 北京:科学出版社, 2020.
[2]孟祥云. 新编临床药学理论与实践[M]. 北京:科学技术文献出版社, 2020.
[3]李洪霞. 实用药学理论与实践[M]. 北京:世界图书出版西安有限公司, 2020.
[4]余亮. 临床药学治疗精要[M]. 北京:科学技术文献出版社, 2020.
[5]李焕德. 临床药学[M]. 北京:中国医药科技出版社, 2019.
[6]黄欣碧. 药学导论[M]. 苏州:苏州大学出版社, 2019.
[7]韩淑兰. 临床药学实践[M]. 汕头:汕头大学出版社, 2019.
[8]于喜昌. 临床实用药学[M]. 长春:吉林科学技术出版社, 2019.
[9]张海滨. 实用临床药学实践[M]. 天津:天津科学技术出版社, 2019.
[10]梁幸鹏. 新编临床药学理论与实践[M]. 天津:天津科学技术出版社, 2018.
[11]粟慧玲,郭建平,汪洋. 实用药学基础与临床应用[M]. 哈尔滨:黑龙江科学技术出版社, 2018.
[12]胡欣,游一中. 临床药学监护丛书——吸入制剂药物治疗的药学监护[M]. 北京:人民卫生出版社, 2018.
[13]阚全程. 临床药学高级教程[M]. 北京:中华医学电子音像出版社, 2018.
[14]李歆编. 临床药学服务质量评价与管理策略[M]. 北京:人民卫生出版社, 2018.
[15]杨敏,劳海燕. 调脂药物治疗的药学监护[M]. 北京:人民卫生出版社, 2019.

[16]郭澄,李颖川. 常见疾病临床药学监护案例分析[M]. 北京:科学出版社, 2019.

[17]杨宝学,张兰. 实用临床药物学[M]. 北京:中国医药科技出版社, 2018.

[18]刘宝枚. 临床药理与药物治疗应用[M]. 北京:科学技术文献出版社, 2018.

[19]颜青,俞云松,王明贵. 抗菌药物临床应用管理专家观点[M]. 北京:科学技术文献出版社, 2018.

[20]孙金山. 精编药物学[M]. 上海:上海交通大学出版社, 2018.